Dr M. LORTHIOIS
Ex-Interne de l'Asile d'aliénés d'Armentières
Lauréat de la Société Médico-Psychologique
Prix Aubanel (1906).

DE L'AUTOMUTILATION

Mutilations et Suicides étranges

PARIS
VIGOT Frères, Éditeurs
23, place de l'École-de-Médecine, 23
1909

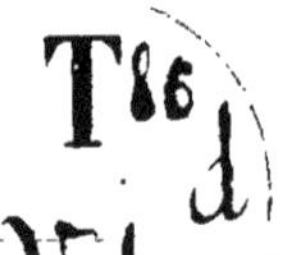

DE L'AUTOMUTILATION

Mutilations et Suicides étranges

Dr M. LORTHIOIS

Ex-Interne de l'Asile d'aliénés d'Armentières
Lauréat de la Société Médico-Psychologique
Prix Aubanel (1906).

DE L'AUTOMUTILATION

Mutilations et Suicides étranges

PARIS
VIGOT Frères, Éditeurs
23, place de l'École-de-Médecine, 23

1909

INTRODUCTION

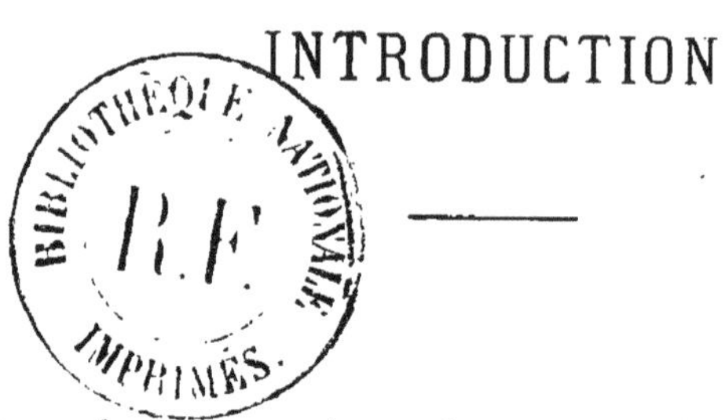

De tous les actes si curieux commis par les aliénés, il n'en est pas de plus saisissants que ceux qui consistent dans la mutilation de leur propre corps ; certains d'entre eux, on le verra plus loin, dépassent en horreur tout ce que l'on peut imaginer, et chaque jour, en dehors même des asiles, la Presse quotidienne nous apporte de nouveaux cas d'automutilation commis par des « aliénés en liberté ».

Grouper tous ces faits en allant les rechercher partout où nous pouvions les trouver décrits, étudier les conditions dans lesquelles on les observe, la mentalité qui a présidé à leur accomplissement, tel a été le but de notre travail.

L'automutilation étant pratiquée dès la plus haute antiquité, notre étude ne pouvait se borner à la présentation de faits récents, et nous avons, pour chaque variété de cas, remonté vers le passé pour y puiser les exemples les plus remarquables que les historiens, les littérateurs, les poètes, les auteurs religieux enfin, ont relaté dans leurs ouvrages.

Il y avait à le faire plus qu'un simple intérêt historique, car, à la lumière des données nouvelles, grâce aux faits que la science psychiâtrique a rendus compréhensibles, tous ces actes apparaissent aujourd'hui en rapport avec les états morbides qui les ont conditionnés.

S'il était aisé de rapporter nombre d'observations toujours intéressantes par l'étrangeté des faits, notre travail présentait cependant quelques points délicats à résoudre, en particulier en ce qui concerne l'essence même des actes qui en font l'objet.

L'automutilation est-elle toujours en rapport avec des troubles mentaux ? Ne peut-on pas l'observer chez des individus sains d'esprit dont l'action a été dictée par des considérations d'où la logique n'était pas exclue ? Ce problème se posait en particulier pour l'automutilation dans l'armée. Ce sont là des points sur lesquels nous nous expliquerons chemin faisant, mais nous devons dire dès maintenant que, redoutant d'élever entre les faits une barrière dont la fragilité pourrait être ultérieurement démontrée, nous avons fait porter notre étude sur l'automutilation en général, quel que soit l'état mental de ceux qui l'accomplissent. Bien plus, nous ne nous sommes pas limité à son étude chez l'homme, et l'automutilation chez les animaux aura sa place ici. C'est dire que le sujet abordé est vaste, et, comme nous avons voulu que soient nombreux les matériaux que nous apportons aujourd'hui en contribution à l'étude des automutilations, nous nous excusons de la longueur de notre travail. Il sera en quelque sorte un inventaire des faits connus, permettant aux travaux ultérieurs une mise en œuvre qui, nous ne nous le dissimulons pas, sera plus fructueuse que celle tentée aujourd'hui par nous.

Quoi qu'il en soit, voici quel sera notre plan.

Tout d'abord nous définirons l'automutilation, nous distinguerons l'individuelle de la collective, la directe de l'indirecte ; l'automutilation chez les animaux trouvera ensuite sa place, servant en quelque sorte d'introduction à son étude chez l'homme ; puis cette dernière sera, pour la clarté du sujet, divisée en chapitres distincts où seront étudiées : les mutilations sexuelle et oculaire, la combustion volontaire, puis, groupées en raison de leur moindre importance et de leur nombre, les autres variétés ; enfin, en raison de sa nature spéciale et parce qu'elle affecte des rapports moins étroits que les précédentes avec la pathologie mentale, l'automutilation dans l'armée sera étudiée dans un dernier chapitre.

A propos de chaque catégorie de faits, nous envisagerons d'abord le côté historique, qu'après avoir commenté nous ferons suivre de l'étude des actes successivement envisagés au point de vue étiologique chez les délirants d'une part chez les inconscients, les déments ou les idiots d'autre part, ce qui reviendra à considérer pour chaque variété la mutilation à motif connu ou caché, la mutilation à motif ignoré ou douteux, et enfin les actes automatiques ou immotivés.

Chacun de nos chapitres comportera l'étude de l'automutilation directe, puis, quand il y aura lieu, celle de la mutilation indirecte.

Il doit être entendu ici que bien qu'entreprenant l'étude de l'automutilation en général, nous laisserons de côté celle du suicide, qui y touche de très près ; aussi ne pouvons-nous insister sur les moyens couramment employés par l'homme pour se donner la mort, et nous ne citerons que pour mémoire, sans en rapporter d'exemple, la strangulation, le suicide par arme à feu, par précipitation d'un lieu élevé, par ingestion de poisons ou de liquides corrosifs, par écrasement, ou accompli à l'aide d'un instrument tranchant ou piquant, à moins que l'acte ne soit caractérisé par son anormalité et son étrangeté ; en un mot, élimination des moyens banals de suicide, pour ne retenir, à côté des cas d'automutilation non accomplie dans le but de se donner la mort, faisant surtout l'objet de notre étude, que ceux dans lesquels le moyen employé était analogue aux automutilations étudiées ici. Le faisant, nous pouvions paraître sortir un peu du sujet que nous avions choisi, mais c'était rendre plus complète l'histoire de ces faits singuliers, donner plus d'attrait à quelques-uns de nos chapitres, devenant en quelque sorte de petites monographies consacrées aux mutilations génitales et oculaires, à la combustion, etc..., et il y avait d'autant moins d'inconvénient à le faire que, si automutilation et suicide sont deux choses bien différentes et que nous nous défendons d'avoir confondues, il existe toute une série d'intermédiaires entre l'une et l'autre, et qu'enfin bon nombre de sujets ont fini par se suicider après s'être mutilés à différentes reprises, tandis que d'autres se sont simplement mutilés après avoir tenté de se suicider.

Ainsi se trouve légitimé le titre de notre travail : *De l'Automutilation, Mutilations et Suicides étranges.*

DÉFINITION

Le terme automutilation est formé de deux mots, l'un grec (*autos*, soi-même), l'autre latin (*mutilare*, sectionner, couper, retrancher). L'automutilation comprend toutes les pratiques entraînant des lésions des tissus ou des organes ; on peut la définir une atteinte portée à l'intégrité du corps ; elle peut consister, soit dans la blessure ou l'ablation totale ou partielle d'un organe ou d'un membre, du revêtement cutané ou de ses annexes ; soit, enfin, dans des manœuvres (combustion, striction, introduction de corps étrangers) pouvant compromettre sa vitalité et son bon fonctionnement sans que cependant elle ait été accomplie dans le but de se donner la mort.

L'automutilation peut être apparemment motivée : elle est dite alors volontaire ; dans d'autres cas, elle est le résultat de l'automatisme, et le sujet qui s'est mutilé l'a fait involontairement ; bien souvent il n'est pas possible de préciser si la mutilation est volontaire ou non.

Elle peut être directe ou indirecte : directe quand elle est effectuée par le sujet lui-même, indirecte lorsque c'est par l'intermédiaire d'une ou plusieurs personnes qu'elle se trouve réalisée.

L'automutilation peut être individuelle ou collective : individuelle, elle se produit chez un sujet isolé, indépendamment de l'ambiance et en vertu d'idées propres au mutilé lui-même ; collective, elle est accomplie, simultanément ou non, par un nombre plus ou moins considérable d'individus, et est en quelque sorte commandée par les idées régnantes, les préjugés, les croyances, en un mot par des conditions étiologiques communes à une collectivité.

Très différente du suicide au sens étymologique de ce terme (*sui*, de soi-même; *cædes*, meurtre), l'automutilation s'en rapproche parfois au point qu'on ne peut dire si l'on a affaire à un suicide ou à un acte d'automutilation. Il est, en effet, nombre de cas de blessures et d'autovulnérations dont les motifs demeurent inconnus : d'autre part, nombreux sont les cas de mutilation caractérisée dictés par le désir d'en finir avec l'existence. On voit par là combien sont étroits les liens qui réunissent ces deux actes, paraissant au premier abord si différents.

« Le suicide, d'après la définition d'Hauwiller (*du Suicide*, p. 23), est le fait par lequel un individu se donne ou se laisse donner la mort à lui-même de par son unique volonté, soit par un acte, soit par une abstention contraire à la vie, et cela pour mettre fin à une existence qu'il prévoit impossible dans son cas particulier. »

CHAPITRE I

LES AUTOMUTILATIONS CHEZ LES ANIMAUX

Quoi que l'on puisse penser des actes observés chez les animaux et que l'on trouve relatés dans la littérature, nous avons cru intéressant de les réunir ici ; ils présentent tout au moins un intérêt documentaire ; au surplus, nous les avons fait suivre des appréciations qui les accompagnaient dans les ouvrages auxquels nous les avons empruntés.

PIERQUIN, dans son si curieux et si documenté « *Traité de la folie des animaux* », rapporte à la page 116 du tome II que « Hircan, chien du roi Lysimaque, se jeta sur « le bûcher enflammé de son maître et y mourut. Le « même fait se renouvela aux funérailles d'Hiéron. Si « maintenant, remarque PIERQUIN, on veut prétendre que, « dans toutes ces circonstances, ce fut un acte purement « automatique, que cette abnégation complète du moi, que « ce sacrifice absolu du principe conservateur est le résul- « tat d'une ignorance qu'aucun fait ne peut légitimement « faire supposer, même dans la première enfance des ani- « maux, pourquoi ne furent-ils donc pas plus fréquents « dans l'antiquité, où l'usage ordinaire était d'incinérer les « corps ? »

On lit encore dans PIERQUIN : « M. CUVIER a eu la

bonté de me citer deux faits de suicide très curieux : dans l'un, il s'agissait d'un cynocéphale du Cap qui se déchira la peau et les muscles du bras et en dénuda complètement les os ; dans l'autre, il s'agissait d'un sapajou qui en faisait autant de la peau et des muscles de sa poitrine, sans qu'on ait jamais pu parvenir à empêcher ni l'un ni l'autre d'assouvir ces actes si douloureux de leur délire. »

« C'est surtout chez les animaux sauvages, réduits à une « étroite captivité, qu'on voit se développer encore la « monomanie-suicide. — Georges CUVIER et le docteur « ESQUIROL ont plusieurs fois observé cette monomanie « chez les animaux. »

Dans BUFFON se trouve décrite la mutilation que se font subir les coatis : « Les coatis, les singes, les makis et « quelques autres animaux à queue longue rongent le bout « de leur appendice en mangeant la chair et les vertèbres « et la raccourcissent d'un quart ou d'un tiers.... »

Voici maintenant un cas d'automutilation chez une lionne, dû à ABRAHAM :

« La lionne, âgée de 12 ans, habitait la ménagerie de « Phenix-Park depuis 5 ans et avait toujours eu une bonne « santé. Elle avait mis bas trois fois : les petits, chétifs, « étaient morts rachitiques et jeunes. Depuis un an, cette « lionne avait cessé d'être en rut. Elle s'était mise à ronger « sa queue. Après avoir dévoré morceau par morceau toute « la portion de cet appendice qu'elle pouvait atteindre avec « ses dents, elle avait attaqué une de ses pattes de derrière « qui commençait à disparaître. On a dû l'abattre..... »

M. ABRAHAM pense qu'il faut voir dans ce cas une véritable impulsion délirante de cause hystérique. En effet, « l'automutilation a été observée fréquemment chez divers animaux (renards, rats, hyènes, tigres, jaguars); ce symptôme est lié fréquemment à la présence d'une blessure ou d'une affection cutanée. L'irritation qu'elles produisent porte l'animal à se ronger et à s'arracher des lambeaux de chair. » Dans le cas de M. ABRAHAM, on peut éliminer cette cause d'irritation, étant donné que la peau de la lionne était parfaitement saine...

Enfin, L. MARCHAND a publié un cas d'automutilation chez un chien atteint de méningo-encéphalite :

« Un chien d'un an déglutit en trois accès la presque « totalité de son membre postérieur gauche. Entre les accès, « l'animal est triste, reste couché, la tête appuyée sur le côté « gauche, le regard morne, hébété. A l'autopsie, on constate « les lésions de méningo-encéphalite aiguë ».

CHAPITRE II

L'AUTOMUTILATION SEXUELLE

> « Il y a des eunuques qui sont venus « tels dans le ventre de leur mère : il y « en a qui ont été faits eunuques par les « hommes ; il y en a qui se sont faits « eux-mêmes eunuques pour le royaume « des cieux ; qui peut comprendre cela « le comprenne. »
>
> (Évangile SAINT MATHIEU, XIX— 12).

> « Les testicules sont plus précieux « que le cœur lui-même : le cœur n'est « utile que pour vivre, tandis que les « testicules le sont pour bien vivre. »
>
> (GALIEN).

En raison de sa fréquence plus grande, en raison aussi de sa valeur séméiologique, l'automutilation sexuelle méritait d'être étudiée en premier lieu. Le rôle important joué par la fonction génitale dans la vie humaine explique pourquoi les préoccupations relatives aux organes de la reproduction sont fréquentes chez les malades et pourquoi aussi les idées délirantes, quelle que soit leur nature, motivent leur mutilation.

HISTORIQUE

La castration volontaire remonte à la plus haute antiquité. De tous les temps aux Indes, des sectaires fanatiques, les Kojahs, désireux de s'assurer la dernière espérance promise à l'homme juste, se châtrent eux-mêmes dans le but d'obtenir le repos du nirvâna. D'après leur doctrine, « le sage, écrit R. Millant (*Les Eunuques à travers les âges*, page 7), devait s'isoler, se replier sur lui-même et s'interdire surtout d'aimer et de procréer, afin de s'unir de nouveau, par la dissolution de sa personnalité, à l'Être supérieur ».

Cette secte des Kojahs avait encore des adeptes à la fin du XIXe siècle ; en effet, en 1884, le Dr Davidson, chirurgien à Bombay, rapporte une observation personnelle d'automutilation dictée par cette croyance :

« Tandis que j'étais en fonctions à l'Hôpital de Kaira, « écrit Davidson (*The Lancet*, numéro du 16 février 1884), « j'eus l'occasion d'observer deux cas d'amputation complète « des organes génitaux chez deux Indous. Le cadavre de l'un « d'eux m'avait été soumis par la police aux fins d'autopsie, « l'hémorrhagie qui suivit la mutilation ayant entraîné la mort « L'autre fut en traitement à l'hôpital. Tous deux étaient des « adeptes d'une secte religieuse à peu près disparue, et ils « s'étaient mutilés au cours d'une cérémonie de leur culte. « Les organes sexuels avaient été excisés au ras du corps « avec un instrument rappelant le tranchet dont se servent « les cordonniers. »

Si l'on en croit une légende indienne, le dieu Sîva, une des trois divinités de la religion de Brahma, se serait mutilé lui-même : embarrassé par son sexe de dimensions excessives, il l'aurait coupé en douze parties, desquelles seraient nées toutes les créatures humaines. (R. Millant : *Les Eunuques à travers tous les âges*, p. 3 et suiv.).

Dès la plus haute antiquité, en Asie Mineure, les prêtres phrygiens affectés au culte de la déesse Cybèle étaient des castrats volontaires; les ministres de cette divinité, qu'on appelait Galles ou Corybantes, se châtraient publiquement au cours des cérémonies célébrées en l'honneur de Cybèle. « C'était, écrit Maury (*Du Corybantiasme*, Ann. Med. psych., « 1847, t. X, p. 57), une troupe de fanatiques qui, au temps

« des fêtes de cette divinité, étaient tout à coup saisis d'accès « de fureur ; on les voyait prendre des armes, des coupes, « les agiter et les choquer bruyamment, ou même s'en frapper « impitoyablement. Puis, pour s'exciter encore dans leur « délire sauvage, ils jouaient de la flûte, battaient du tambour, « exécutaient des sauts et des danses violentes. Ces accès se « renouvelaient durant les trois jours consécutifs que durait « la fête de la déesse, fête qui se célébrait à l'équinoxe du « printemps. Le troisième jour, l'enthousiasme de ces furieux « était parvenu à son comble, et alors, en proie à une incroyable « exaltation, ils se châtraient et portaient en triomphe le « membre viril qu'ils s'étaient coupé avec une coquille, un « rasoir ou un caillou tranchant, l'offrant comme une image « vivante de la reproduction et de la vie. »

L'historien ARNOBE (*Adv. Gent.*, V, 16-17), le poète CLAUDIEN (*In Eutrop.*, Livre I, V, 279-80), parlent dans leurs écrits de ces scènes de fureur, au cours desquelles les Galles se mutilaient.

Cette folie dont les Corybantes étaient possédés passait pour une inspiration de la déesse, fille du ciel. En effet, d'après la tradition mythologique, Cybèle, follement éprise du bel Atys et jalouse de le savoir fiancé à la fille du roi de Pessinonte, imagine d'égarer la raison de ce jeune homme : à cet effet, Atys devient la proie des Furies auxquelles il cherche à échapper ; dans sa fuite éperdue, il gagne les bois voisins où, pour mettre fin à son supplice, il se châtre lui-même à l'aide d'une pierre tranchante. « Périssent les parties de mon corps qui m'ont été si funestes ! » s'écrie Atys en se mutilant.

En Syrie, le culte de Cybèle avait aussi ses prêtres castrats, qu'on appelait « Galles », comme en Phrygie : ils étaient au nombre de trois cents (LUCIEN, *De deâ Syriâ*, 10, 22 ; *Lucius*, 37). « Dans les fêtes de la déesse, écrit MAURY (du Corybantiasme, *Ann. Med. psych.*, 1847, t. X, p. 60), en présence des populations accourues de la Phénicie, de l'Arabie, de l'Assyrie, ils (les Galles) se livraient a des danses furibondes au son de la flûte et du tambour, se fouettaient jusqu'au sang, puis, dans leur délire, s'arrachaient publiquement les parties naturelles. »

LUCIEN (De deâ Syriâ, 43, 50) nous rapporte d'autre part l'histoire d'un jeune Syrien qui se mutila volontairement : Combabus, jeune homme d'une beauté remarquable, avait été chargé d'une haute mission par son souverain, Antiochus Ier. Il s'agissait pour lui d'accompagner la reine dans un voyage lointain. Craignant qu'on ne l'accusât de mettre à profit cette expédition pour s'attirer les faveurs de la princesse, Combabus résolut de s'émasculer. « Après bien des soupirs (BAYLE, Dictionnaire historique et critique. t. II, p. 200), il se coupa les parties que l'on ne nomme pas et les mit bien embaumées dans une boîte qu'il cacheta. Lorsqu'il fallut partir, il donna la boîte au Roi en présence de beaucoup de monde et le pria de la lui garder jusqu'à son retour. Il lui dit qu'il avait mis là une chose dont il faisait plus de cas que de l'or et de l'argent et qui lui était aussi chère que la vie. »

De retour à la cour de Syrie, Combabus se vit accusé d'avoir abusé de la confiance d'Antiochus et n'eut pas de peine à se justifier aux yeux de celui-ci.

A la suite de cet événement, le jeune Syrien devint grand favori du Roi et inspira un amour violent à Stratonice. « L'eunuque Combabus, écrit LA MOTHE LE VAYER (II, p. 352), n'eut pas plutôt fait connaître à toute la Cour de Syrie, comme pour se soustraire aux atteintes de la calomnie, il s'estoit coupé luy-même les parties qui lui manquaient, que tous ceux qui tenoient leurs prétentions appuyées sur sa faveur firent de même et perdirent volontairement ce qui les rendait hommes, pour ne pas perdre leurs espérances et pour se conserver aux bonnes grâces de Combabus. »

D'après LUCIEN, le temple de Cybèle vit chaque année, à l'époque des fêtes célébrées en l'honneur de cette divinité, de nombreux jeunes gens exécuter sur eux-mêmes l'opération de Combabus.

« Le jeune homme, décidé au sacrifice de sa virilité, écrit « l'auteur de « la Déesse syrienne ». (LUCIEN. « *De deâ* « *Syriâ* », § 50), jette bas ses vêtements, s'avance au milieu « de l'assemblée en poussant de grands cris, saisit un glaive « réservé pour cet usage depuis de longues années, se châtre « lui-même et court par la ville en tenant en main ce qu'il « a coupé. La maison, quelle qu'elle soit, où il jette ce qu'il « portait est tenue à lui fournir des vêtements de femme. »

Dans une autre contrée de l'Asie Mineure, en Carie, les prêtres du temple de Cnide se faisaient eunuques.

De l'Asie Mineure, le culte de Cybèle passe en Grèce, où il se répand à l'époque de la guerre médique. (MAURY. « Du Corybantiasme ». *Ann. Med. psych.*, 1847, t. X, p. 57).

Dans un bourg de l'Hellade, à Eleusis, les fanatiques qui briguaient la charge de prêtres de Cérès devaient, pour se rendre dignes de cette fonction, détruire leur virilité en se servant *intus* et *extra* de ciguë. (R. MILLANT. « Les Eunuques à travers les âges », p. 7).

Certains auteurs rapportent qu'à Athènes, en l'an 415 avant Jésus-Christ, un Phrygien monta sur l'autel des douze dieux et s'émascula en présence d'une nombreuse assistance.

L'automutilation sexuelle volontaire se pratiqua aussi en dehors des temples dédiés à certaines divinités honorées en Grèce. Sous l'influence de la civilisation orientale, ce pays vit se développer le vice appelé plus tard « vice grec » :

« Il se trouva, écrit LUCIEN (« De deâ Syriâ », § 51), un homme qui, le premier, prit un individu de son sexe pour une femme, et sur lequel il assouvit sa passion lubrique, soit par force, soit par ruse. Quelques-uns poussés par leur vice, se retranchèrent par le fer les parties qui en faisaient des hommes, croyant ainsi mettre le comble à leur voluptueuse infamie. »

Le culte de Cybèle, dont nous parlions plus haut, passa de

l'Hellade à Rome : l'instauration dans cette ville du culte de la déesse syrienne remonterait à l'an 102 avant Jésus-Christ.

Tite-Live (ch. XXIV. S. 14 : XXXVI, 36), Ovide (Fastes IV, 247), Hérodien (Histoire des empereurs romains. I, 34, 35), Diodore de Sicile (Excerpt. XXXIV), Pline (Hist. Naturelle. chap. XVIII), Ciceron (De Senectute, 13) parlent dans leurs ouvrages des cérémonies célébrées en l'honneur de la fille du ciel ; Arnobe (Adv. Gent. V, 16, 17), Lucrèce (De naturâ rerum XI, v. 598) et Juvénal (Satires VI, 513) décrivent les orgies sanglantes des Galles romains ; le poète satyrique latin se moque de leurs « folies ridicules » et nous enseigne le procédé employé par ces fanatiques :

> .... ingens
> Semivir, obsceno facies reverenda minori,
> Mollia qui rupta secuit genitalia testa.

On porta sur le théâtre romain la fable d'Atys, et, comme on exigeait alors une exactitude rigoureuse de la fiction scénique, l'acteur qui remplissait le rôle du bel adolescent, s'émasculait réellement sur la scène : au comédien on substituait, au dernier moment, un condamné à mort qui obtenait sa grâce au prix de ce sacrifice.

Aux premiers temps du Christianisme, il y eut des prêtres fanatiques qui se mutilèrent volontairement pour être sûrs de ne point violer le vœu de chasteté qu'ils avaient prononcé. Ce fut pour garder son innocence qu'en l'an 202 avant Jésus-Christ, le jeune Origène, qui se destinait à la prêtrise, n'hésita pas à se réduire à l'état d'eunuque. Comment opéra-t-il ? Saint Épiphane, dans son livre contre les Hérésies (64, N° 3), prétend qu'il se rendit impuissant par l'emploi de médicaments spéciaux ; Saint Jérôme, dans sa quarante et unième Lettre (« Ad Pammachum »), déclare que le jeune Origène s'enleva les organes génitaux à l'aide d'un instrument tranchant.

Cet exemple fut suivi : au IIIe siècle, un arabe, Valésius, soutint que la castration était la condition indispensable pour aspirer à la dignité de prêtre; et voilà aussitôt formée la secte des Valésiens, dont les premiers adeptes opérèrent l'émasculation sur eux-mêmes et sur ceux qu'ils convertirent à leur doctrine (Curiosités biographiques, p. 352).

L'Église condamna cette pratique. Dans un canon du Concile tenu à Nicée en l'an 325, il est dit :

« Si quelqu'un a été fait eunuque ou par les médecins « au cours d'une maladie, ou par les barbares, qu'il demeure « dans le clergé; mais celui qui s'est mutilé lui-même, se « trouvant en état de santé, doit être interdit s'il fait partie « du clergé, et, à l'avenir, on ne doit en promouvoir aucun. » (Canon I, Concile de Nicée (1).

Somme toute, ce n'était là qu'un rappel de la loi de Moïse, qui dit : « Non intrabit, attritis vel amputatis testiculis, ecclesiam Domini » (Pentateuque, Ve livre).

Bien que l'émasculation fût ainsi formellement interdite par l'autorité ecclésiastique, Léonce d'Antioche, vers l'an 396 après Jésus-Christ, se châtre lui-même afin de demeurer chaste et d'assurer son salut : il est déposé de la prêtrise en vertu d'une bulle émanant du pape Léon Ier.

Methodius, qui occupait le siège de patriarche de Constantinople au IXe siècle, s'était émasculé. On raconte que ce prêtre, voulant se disculper d'une accusation d'adultère portée contre lui, n'eut pas de peine à convaincre ceux qui colportaient cette calomnie, en mettant à nu en public ses parties sexuelles mutilées (Baron de PONNAT, t. I, p. 274).

Il y eut encore au Moyen-Age des membres du clergé qui se firent châtrer ou s'opérèrent eux-mêmes et ne rougirent point par la suite de leur état d'eunuque. Ne voyons-

(1) Si quis a medicis excisus, vel a barbaris exectus est, in clero maneat. Si quis autem cum esset sanus, seipsum execuit, eum etiam in clero examinatum cessare convenit, et deinceps nullum talem oportet promoveri. Quemadmodum autem hoc manifestum est, quod de iis, qui de industriâ hoc agant, et seipsos audent excidere, dictum est : ita si aliqui a barbaris vel dominis castrati sint, inveniantur autem et ii alioqui digni, tales in clerum admittit canon (Concile de Nicée, Canon I).

MANSI : Sacrorum Conciliorum nova et amplissima collectio. Florence, 1759, t. II, p. 667.

nous pas, en effet, dans le Cartulaire de Notre-Dame-de-Paris, publié par M. Guérard, une charte de l'an 1071, où l'un des témoins a signé :

Signum Alcheri, archipresbyteri et eunuchi.

Fabrice de Hilden (Œuvres complètes, II, p. 261) rapporte d'autre part le cas d' « un moine qui feignit d'être hernieux au nombril pour se faire châtrer, et, muni de l'autorisation de son prieur, courut se faire opérer par un châtreur très fameux dans le pays ».

A cette époque la castration était couramment employée comme moyen thérapeutique contre certaines maladies. Cette pratique remontait du reste à la plus haute antiquité ; Hippocrate lui-même était persuadé que les castrés ne pouvaient être touchés par la goutte (1).

Archigènes (Fragments III, 25) nous rapporte que les lépreux et les malades atteints d'éléphantiasis s'émasculaient (et cette pratique persiste durant des siècles) afin d'empêcher leur mal de se propager. De même on croyait, à cette époque, éviter la ladrerie en s'enlevant les testicules.

Mézéray, dans sa Vie de Philippe-Auguste (Abrégé Chronologique de l'Histoire de France, t. II, p. 119) dit avoir lu qu' « il y avait des hommes qui appréhendaient si fort la « ladrerie, cette vilaine et honteuse maladie, qu'ils se châtraient « pour s'en préserver. » D'autre part, Ancillon, dans son Traité des Eunuques (p. 35), écrit en 1707 : « Voici une autre espèce de gens qui se font eunuques ; ce sont des hommes qui craignent la lèpre ou la goutte et qui, pour jouir de l'avantage qu'il y a à en être exempt, aiment mieux perdre ce qu'ils pourraient tirer de leurs parties viriles. Il est certain que la lèpre n'atteint pas les eunuques. »

A cette époque, il n'y avait pas que des chirurgiens qui, pour guérir la lèpre, la goutte, l'éléphantiasis et certaines maladies de peau, opéraient la castration : des charlatans

(1) « Eunuchi non laborant podagrâ ». Aphorismes. Sections 6, 28 et 29.

parcouraient les campagnes et pratiquaient couramment l'ablation d'un ou, plus souvent, des deux testicules. Pierre Dionis, chirurgien de Marie-Thérèse, de la Dauphine et des Enfants de France, rapporte (Cours d'opérations de chirurgie démontrées au Jardin Royal, p. 128) qu'un de ces charlatans nourrissait un énorme chien des testicules qu'il enlevait. Ce ne fut qu'en 1776, à la demande expresse de l'Académie de Médecine, qu'on proscrivit formellement cette déplorable pratique.

En Russie, vers 1757, un fanatique, André Ivanow, fonde la secte des Skoptzy, ou blanches colombes, ou châtrés. Il s'émascule lui-même et mutile ses premiers disciples « en vue d'affranchir, écrit le Docteur Millant (Castration crimi-« nelle et maniaque, p. 17), l'esprit de la domination des « sens et de réaliser la communion parfaite entre l'homme « et Dieu. »

Ivanow fut arrêté et condamné au knout et à la déportation : il n'en fallut pas davantage pour exciter nombre de fanatiques à imiter le promoteur de cette sanglante pratique : les uns se châtrent eux-mêmes, les autres se soumettent volontairement à l'opération, qui est pratiquée au cours de la cérémonie d'initiation comprenant des prédications, des chants d'hymnes et des danses sacrées.

« Longtemps prolongées, écrit Millant (Castration crimi-« nelle et maniaque, p. 41), les danses mystiques, énervantes, « semblent amener peu à peu le sujet à une sorte d'état « d'insensibilité, fréquemment accompagné d'hallucinations de « la vue et de l'ouïe. Parvenu enfin au paroxysme de cette « fureur hystéro-religieuse, l'initié se soumet avec joie à la « mutilation. »

La mutilation peut être plus ou moins complète : les castrés de « sceau impérial » sont privés de leurs organes génitaux en totalité ; les castrés du « petit sceau » se contentent de s'enlever les testicules.

Nombreux furent les fanatiques qui imitèrent Ivanow ; à l'époque actuelle, on en compte encore plusieurs milliers.

La mutilation sexuelle est aussi en faveur chez les Cafres et les Hottentots : certains sujets de ces peuplades africaines s'arrachent eux-mêmes le testicule gauche, croyant éviter ainsi une grossesse gémellaire à leur compagne.

La castration volontaire ne fut pas toujours dictée par le fanatisme religieux, ni pratiquée dans un but thérapeutique ; il est des cas isolés de mutilation sexuelle dont les mobiles sont tout autres : ceux qui suivent nous ont paru en tous points étranges et dignes d'être rapportés.

Voici un cas de mutilation indirecte, tel qu'il est raconté par Jean Wier, médecin du duc de Clèves (Histoire des diables, magiciens, sorciers, etc.... Livre IV, chap. 20) :

« Les parties honteuses de Hermand Wolfratgen d'Everfeld, moyne et secrétaire du monastère des croisés de Duseldorp, furent véritablement et non fantastiquement coupées, l'an mille cinq cens et trois en juin. Ce pauvre moine était accusé par ses compagnons d'entretenir une femme mariée, laquelle mesme, comme on disoit, ils entretenoient. Or, craignant qu'au procès qu'il auroit par devant son général, touchant ce fait, n'entrevint sentence à son dommage, il feignit d'être malade d'une hargne à l'endroit du nombril. Parquoy il appela maistre Angelbert Halter d'Everfeld, chirurgien de nostre très illustre prince, afin de se faire guérir. Après que Hermand lui eust déclairé la vérité du fait, il songea à part-soy par quel moyen il pourroit éviter et eschapper les mains et la rigueur de ses compagnons les moynes. Enfin ils furent d'accord que le chirurgien persuaderoit au Prieur que la maladie ne pourroit estre guérie, si le malade n'estoit pour quelque temps transporté en sa maison, à Everfeld. Ce qu'ils foisoyent afin que cependant le chirurgien luy coupast les genitoires, et que l'on pensast que dès sa jeunesse il auroit esté chastré, et par conséquent qu'il auroit esté faussement accusé par devant le général. Angelbert fait marché au Prieur qu'après la guérison, il auroit douze sextiers de seigle. Et ainsi il coupa en cachette les deux genitoires d'Hermand, puis il reçut son seigle. J'ai ouy souventes fois conter ce beau fait au chirurgien, lequel mesme s'en vantoit : mais il estoit digne de griesve punition : toutefois le moyne ayant jetté le froc aux orties, quelques mois après, s'est marié et vit encores ». (Jean Wier, médecin du Duc de Clèves).

Nous lisons dans Montaigne (Essais, chap. IV) l'histoire d'un homme qui s'est fait eunuque dans des circonstances vraiment bizarres : « Un jeune gentilhomme était parvenu à séduire sa maîtresse, mais il ne put profiter de sa conquête.... Mortifié de cette aventure, il se mutila en arrivant chez lui et envoya à sa maîtresse les parties qui lui avaient désobéi dans ses désirs, comme une victime sanglante, capable d'expier l'offense qu'il croyait lui avoir faite ».

Le même auteur rapporte encore « qu'un paysan de son voisinage se fit eunuque pour une raison bien différente : sa femme était extrêmement jalouse de lui. Lassé du mauvais accueil qu'elle lui faisait ordinairement, il se coupa avec une serpe les parties qui lui donnaient de l'ombrage et les lui jeta au nez. Voilà une femme bien punie ! »

Enfin, voici l'aventure de l'avocat Jobart, telle qu'elle nous est rapportée par Frédéric Melchior, baron de Grimm (Correspondance littéraire, philosophique et critique, t. IV, p. 126) :

« Un avocat, Me Jobart, ayant su que ses confrères, du « moins en grande partie, avaient résolu de reprendre leurs « fonctions auprès du nouveau Parlement, crut devoir faire « comme les autres. Le soir, il va souper, selon son usage, « avec sa maîtresse, qui le chasse honteusement en lui reprochant sa faiblesse. Il rentre chez lui sans souper et, n'écoutant que son désespoir, il se fait à lui-même, le plus « heureusement du monde, l'opération qu'on subit pour la

« conservation de la voix. Après quoi, il envoie à ses « confrères le quatrain suivant :

> Je ne vous suis plus rien, orgueilleux avocats.
> Je renonce à votre ordre et quitte la partie,
> J'en ai perdu le droit, et perdu pour la vie,
> Rentrez, si vous voulez, je ne rentrerai pas.

« Le fait est véritable. Cette héroïde est courte mais « elle va au fait et emporte la pièce. »

L'automutilation sexuelle fut pratiquée par des sujets désireux d'en finir avec l'existence. En voici quelques exemples :

« En l'an 1635, écrit Simon d'OLIVE (des Morts volontaires, t. I, p. 137), Maître Gabriel Bauduin, après s'être coupé les parties viriles et s'estre voulu jetter dans la rivière par diverses fois, fut à la fin trouvé mort dans l'eau tout vêtu. Il fut privé de sépulture et ses biens confisqués... »

En l'an 1669, le protestant Claude Roux de Marcilly, convaincu de conspiration contre l'Etat et le service du Roi, fut enfermé à la Bastille, puis condamné à être rompu vif.

« En prison, raconte LIONNE, il avait pratiqué depuis huit jours tous les moyens imaginables pour se défaire de lui-même, jusqu'à s'être coupé tout net, avec un méchant couteau, premièrement le membre viril et, après, le petit doigt de la main gauche, sans en dire un mot à personne, espérant mourir de la seule perte de son sang. Il voulut aussi se casser la tête contre les murs. Il fut roué vif le 26 juin 1669 devant la porte du Grand-Châtelet ».

Richard Rohée, âgé de trente-trois ans, vicaire de la paroisse de Groslay (FUNCK BRENTANO, Lettres de cachet à Paris, p. 361) entre à la Bastille, sur un ordre du Roi, le 5 décembre 1762, et en sort le 6 février 1763 : « Pendant son séjour en prison, écrit CARRA (Mémoires de la Bastille, t. III, p. 52-53), il s'est saigné au bras gauche, d'abord avec une grosse épingle et ensuite avec le fourcheton d'une fourchette ; mais, le sang n'ayant pu couler, parce que l'ouverture était mal faite, il s'est frappé aux parties avec une fourchette et s'est arraché le testicule droit qu'il a jeté dans le fossé de la Bastille par la fenêtre de sa chambre. Il en guérit et se retira dans l'Évêché de Bayeux. »

En 1874, le littérateur Armand Barthet, « frappé de frénésie (Firmin MAILLARD, La Cité des Intellectuels, p. 455) et trompant la surveillance de ses gardiens, se mutila affreusement à l'aide d'un mauvais rasoir : il fut, suivant l'expression de MONSELET, « son propre Fulbert ! »

Il semble ressortir de ce rapide exposé historique que, parmi tous les mobiles qui ont déterminé certains hommes à se retrancher les organes génitaux, le fanatisme religieux tient le premier rang. Nombreux, en effet, sont les sujets qui ont cru, en se mutilant, se rendre plus agréables à leur divinité et se consacrer de la sorte plus complètement à son culte.

Il est un autre mobile qui a poussé l'homme à se castrer : en vertu de croyances fortement enracinées dans l'esprit de nos ancêtres, la crainte de contracter certaines maladies, ou la peur de les voir se généraliser, a amené nombre de sujets à s'opérer eux-mêmes ou à se faire enlever les testicules par quelque charlatan.

Une remarque s'impose : ne peut-on rapprocher la castration volontaire des prêtres de Cybèle de celle des Skoptzy ? Nous retrouvons chez ces fanatiques, bien qu'à plus de vingt siècles de distance et sous des civilisations différentes, les mêmes pratiques dictées par des motifs identiques et accomplies au cours de cérémonies analogues.

Cet ensemble si curieux de faits ne peut être commenté : il s'agit là d'actes bien différents quant à leurs causes : tantôt c'est un scrupule exagéré, tantôt une superstition, tantôt une idée délirante qui conditionne l'émasculation ; ces faits ne diffèrent guère de ceux que l'ère moderne offre à notre observation, sauf, cependant, en ce qui concerne ceux qui ont été accomplis par scrupule exagéré.

ÉTUDE CLINIQUE

Nous avons rangé les diverses observations qu'il nous a été permis de réunir en deux grandes catégories, suivant que la mutilation a été pratiquée par le sujet lui-même (automutilation directe) ou qu'elle a été exécutée à la demande du mutilé par un ou plusieurs individus (automutilation indirecte). De plus, ainsi que nous l'avons dit dans notre Introduction, nous distinguons l'automutilation directe consciente de l'inconsciente.

I. — AUTOMUTILATION DIRECTE

A. — AUTOMUTILATION CONSCIENTE

Il convient de faire remarquer que, parmi les observations d'automutilation consciente, il en est un certain nombre dans lesquelles les motifs réels qui ont poussé les sujets à s'émasculer nous échappent : ce sont ces cas que nous rapportons tout d'abord.

WIDDOWS GOLDING. — **Automutilation sexuelle.**

Medical Facts and observations, 1797, t. VII, p. 74.

Un maçon âgé de 25 ans, célibataire, se castra le 16 mars 1795 dans les circonstances suivantes :

A l'aide d'un canif, il incisa transversalement le scrotum : les testicules étant sortis spontanément par la plaie, le malade sectionna des deux côtés le cordon à environ 2 centimètres du corps de l'organe. Une hémorrhagie se déclara : le malade chercha à l'arrêter à l'aide d'application d'orties. Ne réussissant pas, il sutura lui-même la plaie à l'aide d'un fil et d'une aiguille. Son entourage, s'étant aperçu de la blessure, appela un chirurgien qui prodigua ses soins au malade, lequel fut complètement guéri au bout de quinze jours.

Dupuytren. — **Automutilation sexuelle.**

Leçons orales de Clinique chirurgicale, 1839, t. II, p. 96.

Un homme de moyen âge, réduit au désespoir par l'inconduite de sa fille, se pratiqua une large incision à la base du scrotum et du pénis et détacha les testicules dans les deux tiers de leur épaisseur. Des points de suture amenèrent la réunion des parties divisées ; le corps caverneux, qui avait été coupé, s'oblitéra. Le malade, parfaitement guéri de sa blessure et de son chagrin, offrait le singulier phénomène d'une érection semi-latérale, ce qui donnait au pénis une forme extrêmement bizarre.

Brachet. — **Section de la verge.**

Gazette des Hôpitaux, 1845, N° 115.

Un militaire, atteint d'une fièvre cérébrale, se coupa la verge avec un simple couteau qu'il avait trouvé sur sa planche. La guérison fut rapide.

Beck (E. W. H.). — **Automutilation chez un alcoolique.**

American Journal of the medical Science, 1847, juillet.

J.-B.., 31 ans, ancien militaire, est conduit dans une « maison de sûreté » à la suite d'un accès de delirium tremens et d'un état d'exaspération intraitable. Quelques minutes après son incarcération, il emprunte à un prisonnier malfaiteur un petit couteau de poche et s'enlève tout l'appareil génital au ras de la peau. Jetant ensuite les parties dans un coin, il fait remarquer « qu'un fou pouvait se couper la gorge, mais qu'il appartenait à un soldat de se couper les parties secrètes ».

L'hémorrhagie fut considérable (environ 4 litres de sang) et arrêtée par un cautère appliqué sur la surface saignante.

A noter que, huit à dix minutes après le commencement de l'hémorrhagie, l'intelligence se rétablit ; aucun signe de delirium tremens ne se manifesta ensuite.

Francis et Grand. — **Castration volontaire.**

Jahrbücher Schmidt, t. 151, p. 278.

En 1870, un Irlandais, dans un accès de manie aiguë alcoolique et sous l'influence d'hallucinations et d'idées religieuses, se coupe les testicules et le pénis avec des ciseaux à moucher la chandelle. Il guérit en 16 jours sans aucun trouble de la miction.

Y.Y.Y. — **Castration**, rapporté dans « le *Praticien* », 1879, p. 414.

Un certain Bachon, facteur, âgé de cinquante-six ans, entretenait depuis assez longtemps des relations contre nature avec un jeune homme de 19 ans, qu'il avait recueilli alors que ce dernier était tout enfant.

Le fait était tellement connu du public que le plus jeune de ces deux hommes était désigné dans le pays sous le nom de « la femme à Bachon ».

Il y a quelques jours, au milieu de la nuit, une femme qui couchait dans un lit voisin de celui où se trouvaient Bachon et son protégé, fut réveillée par un cri et, se levant pour voir ce qui se passait, rencontra à terre la verge de Bachon, tandis que l'autre lui présentait la sienne entamée jusqu'à l'urèthre ; il offrait également une plaie récente à la cuisse droite.

Comme aucun de ces deux hommes n'accusait l'autre, elle crut au récit qu'ils lui firent ; ils prétendaient que cette mutilation leur avait été faite par un étranger qui s'était introduit près d'eux pendant leur sommeil. Peut-être cette femme était-elle la coupable ? cependant, ce fut le jeune homme qui comparut devant la Cour d'assises de Versailles et qui fut acquitté faute de preuves, bien que l'instruction eût révélé chez Bachon la présence de deux rasoirs, dont l'un avait certainement servi à l'accomplissement du crime, et qui avaient été confiés au facteur pour qu'il les fît repasser.

Félix.— **Castration volontaire à l'aide d'un couteau de poche.**

Recherches sur l'excision des organes génitaux de l'homme, thèse de Lyon, 1883, p. 31.

Un ouvrier mineur, âgé de 55 ans, se présente à l'Hôtel-Dieu de Lyon, réclamant des soins pour un rétrécissement survenu à la suite d'une abrasion complète des organes génitaux externes. Il raconte aux médecins de l'hôpital une histoire invraisemblable de guet-apens dans un bois, au cours duquel il aurait été ainsi mutilé par trois individus.

Cette version fut reconnue inexacte et il fut établi que Ch. P..., s'était mutilé lui-même à l'aide d'un mauvais couteau de poche.

X...— **Automutilation sexuelle.**

British Medical Journal, 1884, sept., cité dans *Ann. Med. psych*, 1885, t. I, p. 320.

Isaac Brooks, âgé de 29 ans, exerce la double profession de paysan et de tailleur de pierres. Il est connu pour son caractère concentré, ses allures bizarres et la culture de son esprit, qui lui donne une supériorité sur ses voisins.

Un jour, on le trouve baigné dans son sang, porteur d'une plaie au scrotum. Il désigne comme ses assassins deux pauvres diables, qui sont envoyés aux galères. Quatorze mois plus tard, le même accident se reproduit. Cette fois, Brooks se contente de panser sa blessure et ne dénonce personne. Mais voici qu'à la fin de l'année, se trouvant sur le point de mourir, il proclame innocents les deux malheureux qu'il a fait traîner devant les assises et signe une déclaration qui le met en paix avec sa conscience. Notre savant confrère, le Dr NORTHUNGTON, remarque justement que, si l'acte délirant ne pouvait être soupçonné après la première tentative de mutilation, la seconde devait imposer la conviction sur l'état mental de Brooks et le désigner comme l'auteur du méfait.

HOSPITAL. — **Castration volontaire.**

Eunuques volontaires, *Ann. Med. Psych.* 1886, t. III, p. 379.

Un homme de 46 ans, militaire, est trouvé un matin inondé de sang et dans une grande prostration ; à côté de lui gisaient ses parties génitales qu'il s'était enlevées avec un simple couteau. Depuis quelque temps, il était triste, inquiet. Guérison au bout de deux mois.

LEGRAIN. — **Dégénérescence mentale. — Hérédité morbide. — Délires multiples à évolution systématisée, parmi lesquels le délire religieux.**

Du délire chez les dégénérés, thèse de LEGRAIN, Paris, 1886, p. 184, citée par DUPAIN, thèse de Paris, 1887-88, p. 87.

D..., 36 ans, ecclésiastique, entré dans le service de MAGNAN le 27 juin 1885.

Antécédents héréditaires. — Côté paternel. — Grand-père : A la suite de chagrins causés par la perte de ses biens, en 1789, il est devenu fou. Prédominance d'idées de persécution.

Le père était d'un autoritarisme farouche, type de noble dégénéré, attachant à son titre de marquis une valeur extraordinaire.

Côté maternel. — Grand'mère morte dans un asile d'aliénées du Chili. Idées de persécution, délire mélancolique. Mère exaltée, extravagante, loquace, mystique, déclamant sur Dieu, sur la patrie, sur une infinité d'autres sujets.

Les frères et sœurs de cette dernière sont copiés sur le même modèle.

Le frère aîné du malade est débile, d'une prétention sans borne et d'un fierté ridicule.

Le frère cadet est débile ; idées religieuses exagérées, portrait moral ressemblant à celui du précédent. Même exaltation cérébrale ; il n'a pu arriver à terminer ses études.

Histoire du malade. — Chétif dès l'enfance, d'une intelligence faible, il a toujours manqué d'initiative. Méfiant, fuyant les siens, préférant la solitude, il était d'une humeur acariâtre ; très orgueilleux, il aimait à s'entourer de gens de basse condition, au milieu desquels il pouvait dominer.

Plus tard, d'un mysticisme outré, il faisait l'apôtre, recherchant partout des discussions sur la religion, aimant la controverse.

Il y a 6 ans environ qu'il présente des troubles délirants. Élève dans un séminaire, il présenta un jour vers cette époque, à la suite d'une retraite, des hallucinations de l'ouïe. Il s'entendait appeler par Dieu à une vie meilleure. Son directeur de conscience, qu'il consulta, lui prouva qu'il avait une vocation, qu'il était réellement choisi par Dieu et le poussa à entrer en religion. Il fut bientôt ordonné prêtre. Bientôt après, il apporta dans les pratiques religieuses une exagération inouïe : il s'imposait les rigueurs corporelles les plus pénibles, luttant chaque jour pour vaincre les besoins les plus naturels.

Il eut à ce moment de la spermatorrhée.

Il fut ensuite traité une première fois pour un délire mélancolique, avec idées mystiques. Au bout d'une année, très incomplètement guéri, on lui prescrivit un voyage en Europe pour le distraire. A Paris, il est en proie à des idées de persécution : son médecin tente de l'empoisonner ; dans les hôtels, il regarde les gens avec méfiance, rencontrant partout des ennemis ; la franc-maçonnerie le persécute. Une autre fois, dans un voyage à Lisbonne, il croit qu'à bord on veut l'empoisonner. Descendu à terre, il ne voit plus qu'ennemis et il tente de se suicider.

Un matin, on le trouve baignant dans son sang : il s'était coupé les testicules avec un rasoir. A la suite de ce fait, on l'interna dans un asile de Lisbonne (octobre 1884).

Ramené à Paris, il est enfermé dans une maison de santé, où il présente du délire mélancolique avec refus d'aliments, troubles hypochondriaques. Il se croit atteint de plusieurs maladies ; il sent son ventre habité par une sorte de tumeur où réside le démon. Il est possédé par l'esprit malin et il sent une lutte intérieure ; c'est la lutte de l'esprit et de la matière.

Mis en liberté sur la demande de son frère, il fait partout étalage de ses titres de noblesse. Réfugié chez les Lazaristes, il fait, pendant la nuit, des illuminations devant des images de sainteté et risque d'allumer un incendie. A la suite d'excentricités commises dans un hôtel, il est arrêté et conduit à la Préfecture de police ; il refuse de se vêtir, prétendant que ses vêtements sont empoisonnés.

Transféré à Sainte-Anne, il se présente avec une attitude arrogante : il est couvert d'amulettes, de chapelets, de médailles ; dans sa chambre, il est dans un état de nudité complet.

1er juillet. — Il est envoyé à Ville-Évrard.

FUSIER. — **Ablation volontaire du pénis chez un aliéné mégalomane et halluciné.**

Citée par FÉLIX : Recherches sur l'excision des organes génitaux externes, p. 86.

D..., Noël, fondeur sur métaux, entré à l'asile le 30 juin 1861 à l'âge de 41 ans, sorti le 17 novembre de la même année pour cause de guérison.

Nouvelle admission le 9 juillet 1862. — Pas d'antécédents héréditaires. — Excès alcooliques ; hallucinations nombreuses, surtout de la vue et de l'ouïe, idées de persécution : se dit obsédé par une femme qui veut, coûte que coûte, lui faire abandonner son épouse légitime.

Dans le courant de novembre 1862, agitation insolite, délire des grandeurs : le malade veut qu'on reconnaisse en lui Napoléon Ier ; il est appelé à de grandes destinées et plusieurs femmes sollicitent sa main. C'est dans le mois de décembre suivant qu'à l'aide d'un morceau de feuille de zinc, soigneusement caché et affilé, il pratique l'ablation complète du pénis à la base en se servant du rebord du siège des latrines comme billot.

Le délire général ne paraît nullement influencé à la suite de cette mutilation.

Mort, 8 ans après, des suites d'une pneumonie double.

LENORMAND.— **Castration volontaire.**

Citée par MILLANT : Castration criminelle et maniaque, p. 128.

Georges B..., 22 ans, employé de commerce, entré à l'hôpital Beaujon : il s'est sectionné, à l'aide d'un rasoir, la verge au ras du pubis, à la suite de chagrins intimes sur la nature desquels il ne veut donner aucun détail.

Six mois après, il rentre à l'hôpital et raconte qu'ayant décidé de supprimer un de ses testicules et ayant vu les médecins de l'hôpital se servir de cocaïne lors de son premier séjour à Beaujon, il s'est procuré une solution de cocaïne et une seringue de Pravaz. Après s'être fait une injection de cocaïne, il incisa le scrotum, isola le testicule et le cordon, qu'il sectionna après l'avoir ligaturé. Le testicule enlevé, il fit des points de suture sur le scrotum avec une aiguille de couturière. La ligature ayant cédé, il se forma dans le scrotum un volumineux hématome qui ramenait le malade à l'hôpital. Guérison en 20 jours.

PICQUÉ.— **Ablation volontaire d'un testicule chez un mélancolique.**

Rapporté par MILLANT : Castration criminelle et maniaque, p. 82.

Un infirmier, dans un accès de mélancolie, se fit une plaie au scrotum et s'enleva un testicule. Le blessé, qui prétendait ne se souvenir de rien, ne put ou ne voulut donner aucun renseignement. « Le souvenir de son acte lui avait complètement échappé. »

Le testicule ne put être retrouvé.

MILLANT. — **Castration d'un hypochondriaque.**

Castration criminelle et maniaque, p. 74.

Un hypochondriaque se castra dans le salon de consultation d'un professeur de la Faculté de Paris ; les preuves palpables de la mutilation gisaient sur le tapis lorsque le médecin accourut s'informer de la cause du tumulte qu'avait provoqué cet incident peu banal.

MILLANT. — **Castration volontaire.**

Thèse de Paris, 1902. Castration criminelle et maniaque, p. 94.

En avril 1899, X..., célibataire, charbonnier ayant présenté à différentes reprises des troubles cérébraux, fut trouvé dans sa chambre, baignant dans son sang. Il avait coupé ses organes génétaux en totalité et avait essayé de les faire cuire. Il mourut quelques jours après, malgré les soins qu'il reçut à l'Hôtel-Dieu de Clermont-Ferrand.

SIZARET. — **Automutilation sexuelle.**

Observation inédite obligeamment communiquée par M. le Dr SIZARET, médecin en chef de l'asile de Rennes.

B... Joseph, 38 ans, entre à l'asile en juillet 1892. Il a des antécédents héréditaires assez chargés : une tante et deux grand'tantes aliénées ; il a fait antérieurement un séjour dans une maison de santé.

Il est atteint, d'après le certificat de 24 h., d'aliénation mentale caractérisée par du trouble général des idées, des *conceptions délirantes roulant principalement sur des sujets religieux.*

A l'asile, il présente tour à tour des périodes d'agitation violente et de dépression.

En avril et en mai 1893, B.... essaie à plusieurs reprises de mettre fin à ses jours et tente à tout instant de se briser le crâne contre les murs.

Le 31 mai 1893, il enroule un lien serré au niveau de la

racine du scrotum et provoque ainsi un œdème considérable des parties sexuelles. Interrogé sur les motifs de cet acte, il se contente de répondre qu' « il a cru bien faire ».

En juin de la même année, il cherche de nouveau à se faire du mal en se jetant tête baissée contre les murs.

Le malade se montre alternativement excité et déprimé durant les trois années suivantes, au cours desquelles on note un affaiblissement graduel des facultés intellectuelles

En juin 1901, B... renouvelle sa tentative d'automutilation sexuelle et se fait à la racine du scrotum une ligature tellement serrée qu'elle détermine une plaie, dont la cicatrisation s'opère assez rapidement.

On ne put connaître le mobile qui avait poussé le malade à agir ainsi.

Dans une seconde catégorie, nous avons rangé les observations dans lesquelles l'excision des organes génitaux constitue un moyen de *suicide*.

Suicide

Le Droit, n° du 17 décembre 1836.

Le nommé Moreau prédisait l'avenir à l'aide de « cartes magiques » et tirait de cette profession ses moyens de subsistance. Brusquement, sa clientèle le quittait : Moreau en fut très attristé et résolut d'en finir avec la vie.

Ce matin on a trouvé sur le parquet de la chambre le cadavre nu de ce malheureux, et, dans une pièce voisine, un couteau-poignard et une paire de ciseaux ensanglantés.

On a vite acquis la conviction que c'était avec ces instruments que Moreau s'était coupé les artères des parties génitales et qu'il avait succombé à l'hémorrhagie produite par ces blessures.

Curling. — Mélancolie-suicide : automutilation sexuelle.

Edimb. med. and surg. Journal, 1837, p. 93.

On apporta à l'hôpital de Londres, en juin 1832, un jeune homme de 16 ans, qui était en état de syncope et se trouvait épuisé par une hémorrhagie que fournissaient deux plaies de la partie antérieure du scrotum : chacune d'elles avait à peu près 3 centimètres de long et était située sur le côté gauche du raphé. On reconnut qu'il n'y avait plus de testicule dans le scrotum, et voici les détails que donna plus tard le jeune mutilé : après avoir été plongé pendant une semaine environ dans une sombre mélancolie, il avait résolu tout à coup de se porter à quelque acte désespéré. Il avait d'abord songé à se couper la gorge, puis s'était déterminé pour la mutilation suivante: après avoir gagné une campagne du voisinage, il s'était appliqué une forte ligature à la racine du scrotum: puis à l'aide d'un canif, il s'était fait une incision de trois centimètres d'étendue de chaque côté Il fit sortir les testicules par les plaies correspondantes; la perte de sang étant considérable, il s'efforça de l'arrêter en serrant davantage la ligature. Le malade assurait n'avoir éprouvé aucune douleur au moment de l'opération et, quoiqu'il n'assignât aucun motif positif au choix qu'il avait fait du mode d'exécution, il avoua cependant qu'il avait lu dans une Encyclopédie le récit d'une castration. On fit la ligature des artères spermatiques et, en trois semaines, la guérison fut obtenue. Ce malade ne manifesta aucun symptôme d'aliénation mentale durant son séjour à l'hôpital. Il était gai et bien portant et plaisantait sur sa situation sans paraître éprouver aucun chagrin de la perte qu'il avait faite.

Verga (Andrea). — **Mélancolie déterminée par des accès d'épilepsie. — Tentative de suicide.**

Citée dans *Ann. Méd. psych.*, 1852, t. IV, p. 591.

François M..., désolé d'être en proie à des attaques d'épilepsie, qui l'empêchaient de suivre la carrière commerciale à laquelle il se destinait, chercha à se tuer, le 11 décembre 1841, avec un instrument tranchant, au moyen duquel il divisa la partie supérieure de la verge, amputa les deux testicules et ouvrit la partie supérieure de la trachée. Les deux premières plaies se cicatrisèrent rapidement, mais celle de la trachée se convertit en une fistule elliptique de la longueur d'un demi-pouce. Jusqu'à sa mort, qui eut lieu le 22 juin 1845, ce lypémaniaque, sujet à des exaltations, conserva sa fistule, et ses attaques d'épilepsie n'en furent aucunement modifiées.

Archambault. — **Lypémanie-suicide. — Tentative de suicide par section de la verge.**

Ann. Méd. psych., 1852, t. IV, p. 146.

B..., 23 ans, célibataire, israélite, marchand de bestiaux, entré à l'asile de Maréville le 6 octobre 1847.

Sa mère s'est pendue dans un accès d'aliénation mentale.

B... est de tempérament nerveux; sa santé physique était souvent mauvaise: chaque année, à la fin de l'automne, il était sujet à des épistaxis. En 1844, le malade eut la fièvre typhoïde, qui ne fut accompagnée, au dire du médecin, d'aucune lésion encéphalique ou de l'intelligence; son rétablissement fut prompt. B.... a été contrarié dans ses projets de mariage et récemment dans ses affaires commerciales;

il commit à cette époque quelques excès de vin qui déterminèrent chez lui des accès d'aliénation. Le délire n'est pas continu ; il n'apparaît qu'à des instants indéterminés dans la journée. Le malade a conscience de sa position ; il prédit l'accès qui dure une demi-heure et plus. Il n'y eut dans le principe que trouble de l'intelligence, sans désordre dans les actes ; plus tard, de l'agitation se manifesta pendant les accès ; il fallut maintenir le malade qui se débattait, frappait et se livrait à toute sortes des violences.

Dans ses accès, B... devient pâle ; les mains et le corps sont froids ; on ne remarque ni écume à la bouche, ni raideur dans les membres. La perte du sommeil est complète.

Le malade n'a cessé d'être dominé par l'idée du suicide ; il réclame parfois des médicaments qui puissent hâter sa fin ; d'autres fois, il cherche à se jeter dans un puits.

A l'asile de Maréville, B... ne cesse de réclamer à l'interne un purgatif : comme il en a pris un très grand nombre avant son entrée, on ne cède pas à ses exigences, et l'interne lui répond qu'on ne lui donnera pas de purgatif parce qu'il lui serait nuisible. B... est triste, s'isole et ne fait que se plaindre de ne pas aller à la selle, ce qui est inexact.

Le 12 novembre, au matin, l'infirmier, venant faire lever le malade, le trouve baigné dans son sang ; les literies sont traversées et, sous le lit, on remarque une mare de sang. La verge est coupée transversalement au niveau du pubis et ne tient plus que par un lambeau de peau à la partie inférieure.

B... paraît très affaibli par l'hémorrhagie ; il pousse des gémissements et demande s'il ne va pas bientôt mourir.

Il s'est mutilé, dit-il, parce qu'il ne va pas à la selle et parce qu'on lui a refusé une médecine. Il déclare s'être servi d'un grand couteau à découper, dont il s'est emparé pendant que la sœur donnait à manger à un autre malade à la fin du repas. Il avait déjà caché un autre couteau depuis plusieurs jours ; mais, le trouvant trop peu tranchant et trop petit, il ne devait s'en servir que dans le cas où il ne pourrait s'emparer du grand.

Le malheureux demande à chaque instant s'il va bientôt mourir, et, sur les réponses négatives qui lui sont faites, il dit : « Je me couperai la gorge. »

Une sonde est fixée et la plaie est suturée.

Questionné sur les causes de sa bizarre tentative, B. . répond : « qu'ayant vu des malades à qui on mettait la camisole et craignant le même sort pour lui-même, il avait avait déjà, à son entrée à Maréville, pris la résolution de se donner la mort ». Ensuite, les refus réitérés de lui donner les médicaments qu'il demandait ont achevé de le déterminer. Si, pour se détruire, il a choisi l'amputation de la verge, c'est qu'il croyait par ce moyen trouver une mort certaine. Il affirme n'avoir pas souffert. Son seul regret est de n'avoir pas réussi ; s'il avait cru ne pas mourir, il n'eût pas pour cinquante mille francs agi comme il l'a fait.

B... continue à se lamenter jusque vers le 1er février 1848, puis dit qu'il est content de vivre, qu'il ne se donnera plus la mort. A noter que, le 12 décembre, la plaie étant cicatrisé, B... avait été autorisé à se lever. Sur la demande de la famille qui s'engage à le surveiller, B... sort définitivement en février 1848.

Réflexions. — Nous trouvons ici, en même temps qu'une bizarrerie extrême dans le choix des moyens pour mettre fin à son existence, l'opiniâtreté la plus grande dans la résolution et une fermeté stoïque dans la mise à exécution d'un projet formé longtemps à l'avance. B... s'est mutilé la verge parce qu'il voulait être sûr de mourir.

Suicide.

Le Droit, Vendredi 28 mars 1856.

Un homme de trente-deux ans, le nommé Dupuis, journalier, né à Bazoches, s'est suicidé le 22 mars dans des circonstances horribles. Ce malheureux a d'abord accompli sur lui-même, à l'aide d'un rasoir, la plus épouvantable des opérations : l'émasculation totale. Puis il s'est fait dans l'abdomen une large incision en croix. Et comme, malgré la gravité des blessures, la mort n'avait pas été immédiate, Dupuis, pour en finir, a eu le courage de se faire au cou une incision large de plus de huit centimètres.

Les souffrances de ce malheureux, au dire de M. Moreau, médecin, qui a examiné le cadavre, ont dû être épouvantables. C'est dans le bois appelé la Remise de la Sablonnerie que cet affreux suicide a eu lieu.

Brierre de Boismont. — Automutilation sexuelle.

Du Suicide, p. 81.

Un monomane-suicide se coupe le cou, la racine de la verge, entre l'instrument dans le cœur et l'abdomen et s'ouvre enfin les vaisseaux de l'avant-bras.

Erhardt. — Automutilation sexuelle.

Allgemeine Zeitschrift für Psychiatrie, 1866, traduit par Blondel.

(Les automutilateurs, p. 25)

Il s'agit d'un artilleur âgé de 30 ans, dont les antécédents héréditaires et personnels sont assez chargés : un de ses frères est imbécile ; lui-même a eu dans l'enfance des attaques épileptiques et, en 1863, des fièvres intermittentes. En avril 1864, ces fièvres reparaissent. Le 6 avril, le malade va prendre un bain. Il a peine, au retour, à retrouver son domicile. Il tombe alors sur un banc et perd conscience de lui-même. Quand il revient à lui, il éprouve une vague douleur au bas-ventre, est entouré de vaisselle et de vitres brisées ; la mère de sa maîtresse, une vieille paralytique, gît à terre, ensanglantée. On doit, pour savoir ce qui s'est passé, avoir recours au témoignage de sa maîtresse : à son retour, sa physionomie était très altérée ; il était couvert de sueur ; il a tenu des propos incohérents, où dominaient les préoccupations religieuses ; il a déchiré ses habits et a réclamé un couteau pour les tuer tous. Sur ces entrefaites, sa maîtresse est sortie pour aller chercher du secours. Pendant ce temps, il a brisé la vaisselle et les vitres, a jeté à terre la vieille paralytique et l'a blessée. « Ne crie pas, lui disait-il, je ne te tuerai pas : ce serait un péché, mais je me tuerai moi-même. » Il s'est assis, s'est coupé le scrotum et les testicules et s'est étendu sur le parquet, recouvert de son manteau. Admis à l'hôpital, il reste pendant quelque temps sujet à de brusques sensations de chaleur et à des congestions passagères du visage, et il éprouve un sentiment de faiblesse générale.

PICK. — **Amputation de la verge.**

The Lancet, 1868, p. 48.

Un vieillard, se voyant dans l'impossibilité de remplir désormais ses devoirs conjugaux, fut vivement affecté de cette situation. Décidé à mettre fin à ses jours, il se sectionna la verge, mais survécut à cette horrible blessure.

JULLIEN. — **Mélancolie-suicide**

De l'amputation du pénis, p. 47.

Antoine A..., entré le 27 mai 18... dans le service de M. DESGRANGES. Désespéré d'avoir contracté, après un premier tort infidèle, une très nombreuse suite de chancres de la verge, il s'est armé de son rasoir et d'un seul coup a tranché l'organe à 2 centimètres de la racine. Une hémorrhagie d'abord assez forte s'en est suivie, puis s'est arrêtée presque d'elle-même. A son entrée dans le service, on voit la plaie parfaitement régulière, rouge, de bon aspect...

Le 30, pendant la nuit, le malade, au désespoir, se brise une fiole sur la tête.

Le 1er juin. Ce matin, le malade saisit le vase qui contenait sa limonade, le brise sur son front et frappe à coups redoublés sur sa tête.

Le 7, nouvelle tentative de suicide.

Le 11, commencement d'érysipèle.

Le 12, le délire paraît céder.

Le 13, le délire a disparu et, *le 30*, le malade sort de l'hôpital, guéri.

YELLOWLEES. — **Excision des organes génitaux.**

Journal of mental Science, 1876, 3ᵉ trimestre. Traduct. BLONDEL.

Les automutilateurs, p. 24.

Il s'agit d'un homme de peine, de religion protestante, dont la mère était catholique; cet individu, profondément débile, fut atteint d'une affection des voies urinaires, pour laquelle il eut besoin de suivre un traitement. Un jour, le médecin, en même temps qu'il pratiquait sur lui une manœuvre douloureuse, lui demanda pourquoi il n'était pas catholique comme sa mère. Dès lors, se constitue dans l'esprit du malade un délire bizarre qui répondait à la capacité de son intelligence : le médecin, poussé par sa mère, lui fait subir des tortures destinées, non à le guérir, mais à le convertir au catholicisme. Peu à peu le délire s'enrichit sans rien perdre de son absurdité; sa mère, qui a 70 ans, est la maîtresse du médecin, et elle a d'autres amants qu'elle reçoit en son absence. Il en vient à tuer sa mère d'un coup de fusil et, son crime accompli, s'ampute le scrotum et les testicules, car il préfére mourir ainsi que d'être pendu.

HOSPITAL. — **Castration volontaire chez un aliéné.**

Ann. Med. psych., 1886, t. III, p. 390.

« Au mois de mars 1874, le sieur X..., âgé de 52 ans, est enfermé à l'Asile. Il donnait depuis quelque temps des signes d'aliénation mentale; il était devenu misanthrope et irritable; il y avait chez lui des traces de délire lypémaniaque et religieux. Aussitôt dans l'Asile, il s'y montra très délirant. Il faisait du bruit chaque nuit et luttait parfois avec les gardiens, prenant les gens les uns pour les autres et se figurant qu'on voulait l'empoisonner. Il se doutait vaguement de l'endroit où il était et s'y ennuyait beaucoup. Il prétendait qu'on en voulait à sa vie et essaya même d'attenter à ses jours en se frappant sur plusieurs parties du corps. Le 2 avril, il fut très excité et essaya encore de se faire du mal : le matin du 3, au moment du lever, on constata que le malade était dans le sang. En même temps, il annonçait qu'il venait de s'arracher les parties et montra à terre les testicules. Beaucoup de sang était répandu dans le lit; la plaie du scrotum était béante et comme coupillée; un fragment d'assiette, ramassé au hasard, lui avait servi d'instrument tranchant; les mains avaient achevé l'opération. Le malade étant très agité et menaçant de se tuer, on le fixait chaque soir au lit; mais il était parvenu à se dégager et avait mis son projet à exécution : il avait ouvert le scrotum, entaillé ensuite le cordon et avait enfin enlevé les testicules en tirant dessus... Les lambeaux nettoyés sont réunis par des points de suture....., etc.

L'état général du malade est curieux; il était immobile, les yeux fermés, la face un peu congestionnée; il semblait absorbé par un délire profond, mais encore latent; il entendait et répondait; le pouls était calme et la peau fraîche. Interrogé sur les motifs de sa détermination, il répond que Dieu lui a dit d'agir ainsi, que, d'ailleurs il voulait mourir. Loin de souffrir, il ressent une chaleur agréable et se trouve dans le bien-être; les reins seuls sont un peu douloureux; il raconte ensuite comment il a procédé; il a à peine souffert..... Le malade ne paraît pas se douter des motifs qui le font rester au lit et demande à s'en aller. 20 jours après l'accident, la plaie était cicatrisée et le malade, debout, se promenait dans le préau. Dès lors il est tranquille et paraît moins délirant. Quelques mois plus tard, sa famille, le jugeant suffisamment rétabli, le ramena dans son pays. Nous n'avons plus eu de ses nouvelles.

WEIGEL (Karl Jacob). — **Mélancolie-suicide.**

Jahrbücher Schmidt, t. VI, p. 193.

Un montagnard de 58 ans, paisible berger, marié, père de cinq enfants, tombe, en 1815, dans une profonde mélancolie par suite de la misère qu'il avait à supporter et des douleurs que lui causait l'application d'un bandage destiné à contenir une double hernie inguinale.

Il fit d'abord une tentative de suicide par submersion et fut sauvé. Plus tard, il se coupa le scrotum avec un rasoir, ainsi que le pénis, et se fit en même temps trois blessures au cou. Il guérit très bien, mais resta craintif et honteux.

LAURENT. — **Cas d'insensibilité physique.**

Congrès des aliénistes et neurologistes, 1896, vol. II, p. 101.

Un Annamite, voleur de profession, fut arrêté et enfermé à la prison de Soctrang (Cochinchine), mis par le pied droit à la barre de justice, comme un malfaiteur dangereux, et les menottes aux mains.

Pendant la nuit, il trouva moyen de s'appuyer les parties génitales sur la barre et, à deux mains, avec ses menottes, il se mit à les écraser, dans le but de se suicider. Il se livra à cette opération pendant quatre heures (1), puis s'évanouit.

(1) Les codétenus attachés à la même barre ne se dérangèrent pas pour si peu, et ce furent eux qui précisèrent cette durée de quatre heures.

Le lendemain, à la visite, on constata la castration complète, par écrasement ; les quelques brides qui restaient furent sectionnées.

Pendant les quelques semaines que dura le traitement le malade ne présenta rien d'anormal au point de vue mental, au moins en apparence, car il ne parlait pas le français.

Socquet. — **Section de la verge.**

Citée par Millant : Castration criminelle et maniaque, p. 84.

Le 12 janvier 1900, on trouvait dans le lit d'une chambre d'hôtel, 4, rue Dauphine, « un fragment de verge, pesant quinze grammes, sectionné à 1 centimètre environ en arrière du gland : section nette et transversale paraissant avoir été faite avec un instrument bien tranchant. On constatait cependant, à la partie inférieure, un lambeau de peau paraissant appartenir au scrotum ». L'examen en fut fait par M. le Dr Socquet. A un mois de là, le 12 février, on repêchait dans la Seine, à Boulogne, le corps d'un individu chez lequel on constata l'absence de la partie antérieure de la verge ; le 17 du même mois, le cadavre fut examiné : il fut constaté que l'organe était sectionné à 35 millimètres de sa racine et qu'il manquait un lambeau de peau à la partie antérieure du scrotum : à ce cadavre mutilé appartenait donc le débris de verge trouvé rue Dauphine.

La mort était due à l'asphyxie par submersion. L'identité du cadavre fut rapidement établie ; c'était un nommé Gérard D..., âgé de 38 ans, valet de chambre. Il fut reconnu formellement par sa femme, laquelle déclara qu'il avait l'esprit dérangé et que, depuis longtemps, elle le considérait comme fou. L'enquête sembla démontrer en effet que D..., aprè s'être, dans un accès de manie, sectionné la verge, s'était dirigé vers la Seine et jeté à l'eau.

Millant. — **Émasculation volontaire.**

Castration criminelle et maniaque, thèse de Paris, 1902, p. 91.

Un nommé D..., rentier à Mauriac, souffrant d'une syphilis ancienne, pratiqua sur lui-même une émasculation totale qui entraîna la mort.

Marie (A). — **Tentative d'automutilation chez un mélancolique présentant des idées mystiques.**

Mysticisme et folie, p. 310.

« Un prêtre irlandais, que nous avons observé, était atteint de délire mélancolique à teinte mystique ; il se livrait publiquement à l'onanisme, puis se lamentait et cherchait opiniâtrement à se mutiler. C'est ainsi qu'il s'est en partie arraché les testicules. A l'entrée, il opposait un refus d'alimentation absolu, puis il a tenté, par deux fois, de se précipiter du haut d'un escalier. Maintenu au lit, camisolé et surveillé, il s'est entaillé profondément la langue avec les dents ; il a ainsi rongé ses propres lèvres et entamé les commissures ; enfin, il a dilacéré de la même façon les draps à la portée de sa bouche pour en avaler les lambeaux et s'étouffer. Il est mort d'une perforation intestinale due à des corps étrangers antérieurement ingurgités. »

Voici maintenant les observations dans lesquelles la castration a été dictée par une idée délirante.

Dans une première catégorie de sujets, cette mutilation répond à une préoccupation religieuse : elle est un moyen de mortification, elle est l'exécution d'un ordre donné par la divinité, elle doit assurer les félicités célestes, etc... ; telle est l'automutilation sexuelle chez les *délirants religieux* et les *mélancoliques* à idées de culpabilité.

Ruggieri. — **Mutilation sexuelle et crucifiement.**

Bibliothèque médicale, sept. 1811, p. 142, cité par Esquirol « Des maladies mentales », I, p. 545.

Mathieu Lovat, cordonnier à Venise, dominé par des idées mystiques, se coupa les parties génitales et les jeta par la croisée ; il avait préparé d'avance tout ce qu'il lui fallait pour panser sa plaie, et n'éprouva aucun accident fâcheux. Quelque temps après, il se persuada que Dieu lui ordonnait de mourir sur la croix. Il réfléchit pendant deux ans sur les moyens d'exécuter son projet, et s'occupa de préparer les instruments de son sacrifice. Enfin le jour est arrivé. Lovat se couronne d'épines, dont trois ou quatre pénètrent dans la peau du front ; un mouchoir blanc, serré autour des flancs et des cuisses, couvre les parties mutilées ; le reste du corps est nu ; il s'assied sur le milieu d'une croix qu'il a faite et ajuste ses pieds sur un tasseau fixé à la branche inférieure de la croix ; le pied droit repose sur le pied gauche ; il les traverse l'un et l'autre d'un clou de cinq pouces de longueur qu'il fait pénétrer à coups de marteau jusqu'à une grande profondeur dans le bois ; il traverse successivement ses deux mains avec des clous longs et bien acérés en frappant la tête des clous contre le sol de sa chambre, élève les mains ainsi percées et les porte contre les trous qu'il a pratiqués d'avance à l'extrémité des deux bras de la croix, et y fait pénétrer les clous afin de fixer ses mains : avant de clouer la main gauche il s'en sert pour se faire, avec un tranchet, une large plaie au côté gauche de la poitrine. Cela fait, à l'aide de cordages préparés et de légers mouvements du corps, il fait trébucher la croix qui tombe hors de la croisée, et Lovat resta ainsi suspendu à la façade de la maison. Le lendemain on l'y trouva encore : la main droite seule était détachée de la croix et pendait le long du corps ; on détacha ce malheureux, on le transporta aussitôt à l'Ecole Impériale de clinique. M. Ruggieri reconnut qu'aucune plaie n'était mortelle. Lovat guérit de ses blessures, mais non de son délire. On remarqua que pendant l'exaspération du délire, Lovat ne se plaignait point, tandis qu'il souffrait horriblement pendant les intervalles lucides. Il fut transporté à l'Hôpital des insensés ; il s'y épuisa par des jeûnes volontaires et mourut phtisique le 8 avril 1806.

Morel. — **Tentative d'automutilation chez un imbécile présentant des idées délirantes de nature religieuse.**

Ann. Med. psych., 1850, t. II, p. 363.

Le malade a un type de physionomie que des peintres seraient heureux de posséder pour rendre la stupidité unie à la férocité du regard. Quand on l'approche, sa figure s'anime ; un sourire demi-hébété, demi-méchant, donne à ses traits une expression particulière ; il ne desserre jamais les dents en parlant ; ses mains sont retournées dans les poches de son gilet. « Vous voulez me crucifier, dit-il ; crucifiez-moi donc ; je veux mourir pour ce Sauveur, pour ce Sauveur. » Car il ne se sert que du pronom démonstratif et répète deux fois le dernier mot de chaque phrase.

Il a un répertoire de complaintes des plus lugubres, un choix d'expressions qui n'appartiennent qu'à lui ; ses idées religieuses n'ont pour base qu'un fanatisme stupide, qui le pousserait à commettre les actes les plus déplorables si la liberté lui était rendue. Ce fanatisme s'est développé dans sa vie isolée, car il était heureux, dit-il, « de contempler ce ciel, de chanter les louanges de ce seigneur au milieu de ces forêts ». Il a failli se couper la verge avec un morceau de fer qu'il avait aiguisé : « C'était pour gagner ce ciel, ce ciel ! » C'est une organisation malheureuse, un inextricable dédale d'instincts mauvais, d'idées érotiques, religieuses, de tendances les plus funestes ; c'est l'abrutissement uni à une intelligence assez développée pour avoir la connaissance différentielle du bien et du mal, et pour combiner les actes les plus insensés et les plus atroces.

SOLAVILLE. — **Lypémanie religieuse guérie par la mutilation volontaire des organes génitaux.**

Ann. Med. psych., 1878, t. XIX, p. 218.

R.... Joseph, journalier, âgé de 34 ans, est entré à l'asile de Poitiers le 16 juin 1877. C'est un homme bien constitué, mais profondément anémique : figure pâle et attristée, cheveux noirs et abondants, physionomie sympathique.

Le début de la maladie remonte à un an environ et paraît reconnaître pour cause le chagrin qu'il ressentit à la perte de sa femme, qui succomba aux suites d'une affection de poitrine.

R.... nous raconte que, depuis la mort de sa femme, il n'a cessé un seul jour de la voir et de l'entendre ; toutes les nuits, elle lui apparaît et lui reproche de l'avoir fait mourir. C'est bien lui, en effet, qui l'a tuée; aussi sera-t-il privé de la vue du Seigneur et ne devra point être enterré en terre sainte. S'il en gémit, ce n'est pas pour lui, mais pour sa famille. La nuit, le jour, il entend des voix qui lui disent toutes sortes de mauvaises choses. Il s'imagine qu'il va être brûlé, « qu'un équarisseur va l'écorcher tout vif » ; il l'appelle, il l'entend bien, car il ne le laisse pas un instant tranquille. Il est bien certain que le mauvais esprit est dans son corps; il est damné. Et pourtant il n'a reçu que de bons conseils; il s'est confessé et n'a jamais fait de mal à personne ; seulement il croit qu'il a tué sa femme « parce qu'il l'a trop aimée ».

1er juillet. — R... est tout-à-fait inoffensif; en dehors de ses conceptions délirantes, il raisonne parfaitement ; il cherche à se rendre utile dans l'établissement; il est peu communicatif, mais se montre serviable pour tout le monde. Chaque matin, à notre visite, il appelle notre attention, nous prie d'avoir pitié de lui, de la triste position dans laquelle il se trouve et qu'il déplore « surtout à cause de ses enfants ». Il nous dit qu'il lui passe mille mauvaises pensées par la tête, qu'il essaie vainement de chasser. Il croit toujours qu'il va être brûlé « et que ses enfants vont être routis ». Il nous demande avec insistance de « lui faire l'opération qui doit le guérir » et R... accompagne ses paroles d'un geste significatif.

Cet état se maintient pendant un mois, sans modification aucune, malgré le traitement institué : bains, douches froides, préparations ferrugineuses, etc. ; régime tonique, travail autant que possible. Le malade est convaincu que, tant qu'il n'aura pas accompli les ordres qu'il a reçus d'en haut, il n'a pas de guérison à espérer.

1er août. — Depuis quelque temps, R... paraît moins absorbé par ses idées maladives. Il travaille assidûment, mange de bon appétit et dort bien, après de longues nuits passées sans sommeil. Il se plaît à nous dire qu'il va beaucoup mieux, qu'il est complètement débarrassé des folles idées qui lui traversaient l'esprit, et qu'il ne songe plus qu'à retourner dans son pays où il a hâte de revoir ses chers enfants.

6 août. — Ce matin, R... s'est montré, comme les jours précédents, le sourire sur les lèvres lorsque nous l'abordons. Il ne semble nullement préoccupé, et rien sur son visage ni dans son attitude n'éveille notre attention. Mais, à peine avons-nous quitté l'hôpital que l'interne de service nous fait prier de nous rendre immédiatement auprès de R.., qui vient de se faire de profondes blessures.

Voici ce qui s'était passé :

R.., qui depuis quelque temps aidait le baigneur dans son service, avait saisi l'instant où cet homme était absent pour s'emparer d'une mauvaise hachette servant à fendre le charbon de terre et venait de se couper les parties génitales avant que le baigneur, qui rentrait à ce moment, eût eu le temps d'arrêter son bras. Un flot de sang inonde le parquet et les murs de la salle. Le malade reste impassible. On le transporte sur son lit ; l'interne, aussitôt averti, parvient, non sans peine, à arrêter l'hémorrhagie au moyen d'irrigations continues et de compresses d'eau froide.

A notre arrivée, le malade nous accueille presque en souriant ; il ne se repent point de ce qu'il a fait puisque cela lui était commandé, il ne devait guérir qu'à ce prix ; il est content ; la chose serait à refaire qu'il recommencerait.

La plaie est horrible à voir: les bourses sont en lambeaux ; un testicule est complètement séparé des parties, l'autre est à moitié coupé meurtri sous la hache et ne tenant plus qu'à un léger fil ; la verge n'offre plus qu'un moignon informe. Il est certain que, si R .. a fait preuve de courage et de volonté, son bras l'a mal servi et l'art devra intervenir pour parfaire l'œuvre commencée par une main inhabile. Un pansement est appliqué en dépit des réclamations réitérées du malade, qui demande en grâce qu'on achève l'opération et qu'on laisse couler tout son sang, « De cette manière, il mourra de sa bonne mort et ira droit au ciel. »

A la visite du soir le malade est assez tranquille ; mais il a fallu lui tenir les bras attachés pour l'empêcher d'enlever les pièces de pansement.

7 août. — Après avoir mis la plaie à nu, le Professeur Jallet, chirurgien de l'Hôpital-Général, fait la section des lambeaux de peau et essaie d'introduire une sonde dans l'urèthre au milieu de ce gâchis ; ne pouvant y parvenir, il se décide à pratiquer l'amputation de la verge au delà des parties hachées, et se contente de faire un pansement pur et simple, laissant à la nature le soin d'éliminer les parties mortes et de régulariser la plaie.

Pendant ce temps, le malade semble étranger à ce qui se passe autour de lui ; il n'accuse aucune douleur.

9 août. — Face amaigrie, pouls très faible. Le malade ne se plaint pas, mais cherche toujours à arracher les pièces

du pansement, disant « qu'on a grand tort d'empêcher son sang de couler ». On est obligé de lui maintenir les bras attachés.

10 août. — Le malade est très abattu; pouls à 96.

11 août. — On change le pansement; la plaie a bon aspect. En retirant la sonde, on remarque un peu de pus à l'orifice de l'urèthre. Le malade est très affaibli et refuse les bouillons qu'on lui offre. La fièvre persiste.

13 août. — En retirant la sonde pour la nettoyer, il sort du pus comme la première fois. La plaie va aussi bien que possible. On parvient à faire prendre au malade un peu de bouillon et de vin, mais il est toujours dans le même état de prostration. Léger délire pendant la nuit.

18 août. — L'état du malade s'est peu modifié. La fièvre n'a point cessé, les nuits sont agitées, le pouls est à 108 le matin et à 130 le soir. Une certaine quantité de pus s'échappe du canal chaque fois que la sonde est retirée.

Le 25 août, la température a beaucoup baissé, et le 30 août l'état du malade est satisfaisant.

La convalescence se poursuit sans encombre, et toutes les fonctions de la vie organique s'accomplissent régulièrement. La situation mentale a suivi la même progression. R... semble peu affecté de sa déchéance. Il n'a jamais, dit-il aujourd'hui, beaucoup recherché les plaisirs sexuels, et ce ne sera pas pour lui une grande privation de se passer de femme. Peut-être aussi l'absence de ces nobles attributs de l'homme, qui le rendent propres à la reproduction de son semblable, explique-t elle chez notre malade cette accalmie du sens génésique.

Quoi qu'il en soit, R... n'est plus ce qu'il était avant son aventure; et la satisfaction peinte aujourd'hui sur son visage contraste d'une manière frappante avec sa physionomie attristée d'autrefois.

Bientôt il va nous demander de retourner dans son village pour y reprendre ses travaux, et retrouver ses enfants qu'il est impatient de revoir. Néanmoins nous croyons devoir le garder quelque temps encore; le malade y consent de bonne grâce.

Mais le 15 otobre rien ne s'opposant plus à sa sortie, R..., incomplet, mais content, quitte l'asile entièrement guéri de sa blessure et de sa folie.

Fusier. — **Manie religieuse chronique.**

Les prédestinés, p. 22.

B... Pierre, cultivateur, né le 25 mai 1828; écroué à la maison d'arrêt de Chambéry dans le courant de septembre 1867, sous prévention d'incendie. Admis à l'asile de Bassens le 16 octobre

1867, en suite du rapport médico-légal de M. le docteur Fusier, Directeur-Médecin en chef.

Père alcoolique. Mère mystique, hallucinée. Le rapport établit l'existence de la manie religieuse chronique. Cet état mental est caractérisé par des conceptions religieuses délirantes. Le prévenu subit des impulsions comme des ordres directs de Dieu ou des saints et motive ses actions comme étant toutes des émanations de la volonté divine ; c'est pour obéir aux ordres de la divinité et pour édifier le peuple, dit-il, qu'il a mis le feu à une habitation. Il se considère comme un instrument des arrêts divins...

Il y a quelques années ledit B..., afin de se soustraire au désir de la chair et pour être pur et digne de Dieu (*sic*), a pratiqué sur sa personne, au moyen d'une serpette, l'opération de la castration complète.... Le malade avait alors 18 ans et s'est mutilé le jour même du mariage de sa sœur.

D'après les renseignements qu'il fournit lui-même, il aurait fait au scrotum une ouverture suffisamment large et extrait ainsi les deux testicules. Une hémorrhagie assez considérable avec perte de connaissance fut arrêtée par les soins du médecin le plus proche....

La voix du malade est claire, parfois inégale, comme à l'âge de la puberté. Absence totale de barbe.

X... — **Automutilation sexuelle chez un mystique.**

Extrait d'un journal d'Algérie et rapporté dans les *Archives de Neurologie*, 1882, sept., p. 270.

A Aumale, un nommé Chave, tailleur, obsédé depuis longtemps de monomanie religieuse, assistait à la messe lorsque, vers dix heures, il se dirigea vers un confessionnal. Effrayée de son air exalté, une sœur qui se trouvait là était allée chercher un prêtre. Malheureusement, quand celui-ci arriva, il était trop tard. Chave sortait du confessionnal, pâle, défaillant, les mains ensanglantées.

Le pauvre fou venait de s'infliger le plus cruel supplice. Avec l'énergie que peut seule donner l'exaltation religieuse, il avait pratiqué sur lui-même, sans autre instrument que ses ongles, l'opération rendue fameuse par l'infortune d'Abeilard..... Chave n'est point mort..... il paraît même satisfait de sa résolution. Il espère, dit-il, avoir gagné le Ciel en s'affranchissant de ses iniquités.

P. Kéraval. — **Automutilation d'un délirant religieux.**

Écho médical du Nord, année 1902, n° du 31 août.

Il s'agit à proprement parler d'un cas rare, en ce pays, de préoccupations religieuses pathologique, permanentes, traversées par des périodes d'exaltation, d'excitation, d'agitation, sous l'influence de l'une desquelles le sujet se coupa radicalement la verge.

Gr...., A.-J., né le 28 août 1856, est marié et père de famille. Il est tailleur d'habits. C'est un homme qui sait tout juste lire, écrire et compter.

Il entre pour la première fois à l'asile le 27 décembre 1891. Son placement serait nécessité par une exagération des sentiments religieux, la lecture trop assidue de la Bible, l'idée fixe d'une mission divine, un soi-disant sommeil hystérique qui aurait précédé la crise.

Il courait, dit le procès-verbal d'enquête, pieds nus dans les rues, après avoir brisé un quinquet allumé chez un voisin, criait au feu et ne voulait plus réintégrer le domicile conjugal. Il était, la veille, venu chez ce voisin lui demander s'il pouvait compter sur lui pour payer ses dettes, pour veiller sur sa femme et ses enfants, car une révélation lui ordonnait, à lui Gr..., de porter un message au-delà des mers. Ceci dit, le voilà assis; il se met à prier et il exige que tous s'agenouillent pour prier avec lui. Cela dure quatre heures; il s'en retourne à la maison. Mais, le lendemain, il revient de grand matin sans plus vouloir partir. Vers 4 heures 1/2 du soir, il tombe affaissé et s'endort jusqu'à deux heures du matin. A ce moment, il se relève, brutalise le fils de la maison, qui le surveille, exige qu'on lui fasse la lecture de la Bible, menace de frapper, brise le quinquet en question, etc., etc., etc.

Le procès-verbal mentionne encore que Gr... dit que sa femme va mettre au monde un fils qui s'appellera Élie et sera le grand serviteur du Christ; qu'il fait des sermons incompréhensibles. « Dieu est son maître et celui de l'Univers. »

Cette phase d'exaltation dure peu de temps. A l'asile, on constate des hallucinations de l'ouïe et de la vue, des troubles de la sensibilité générale et, simultanément, une faiblesse musculaire très marquée, du gâtisme. Mais, en janvier, il n'est plus gâteux; ses forces reviennent; il ne lui reste qu'un peu d'agitation. Celle-ci disparaît à son tour, et le 29 février 1892, le malade sort guéri.

Il rentre à l'établissement le 5 avril 1895, la verge excisée. D'après l'état de son intelligence, c'est un dégénéré, affecté de délire religieux basé sur des hallucinations de l'ouïe. « Dieu lui parle, dit-il, lui change son nom, en lui disant : Désormais, tu t'appelleras Joseph. » Afin de se perfectionner et de se rapprocher de l'idéal de la sainteté, tel qu'il se le figure, il s'efforçait, pour se rapprocher de Dieu, de se détacher des choses de la terre; il diminuait progressivement ses rapports sexuels, et c'est pour faire plaisir à Dieu qu'il s'est coupé la verge à la base au moyen de ses ciseaux de tailleur. Il a pris ensuite le morceau tranché et l'a fendu en long au niveau du gland en disant : « Voilà la vraie circoncision. » Incapable de dormir, il s'est en outre livré à des extravagances de toutes sortes. Il a menacé sa femme après avoir exécuté sa fameuse opération et s'est précipité du premier étage.

Déjà quinze jours après son admission, il est en rémission. Il raconte alors qu'il attribue la fièvre qu'il a eue à divers chagrins, principalement à la misère. Ne pouvant plus venir à bout de payer des traites, il s'est attristé, a prié plus que d'habitude et a éprouvé des hallucinations sous l'influence desquelles il s'est opéré. Il assure, aujourd'hui, ne plus entendre de voix. Sa plaie est en bonne voie de guérison.

Le diagnostic semble être : dégénérescence mentale, délire religieux très actif avec automutilation et poussées mélancolico-maniaques, exaltation, hallucinations impératives.

Un examen complet du sujet va du reste nous éclaircir amplement.

Examen complet. — *Antécédents héréditaires.* — Le père de Gr.., enfant naturel, est mort d'une affection cardiaque à 75 ans. C'était un homme très doux, qui ne buvait pas, ne faisait aucun excès, était peu religieux ; il exerçait la profession de tailleur d'habits. Sa mère, encore vivante, très douce également, serait un peu rancunière et fort peu religieuse. Pas de renseignements sur les grands-parents paternels ni maternels. Gr.. a été élevé par suite dans un milieu peu religieux, non fanatique. Il a un frère plus âgé que lui, tailleur aussi, un peu rancunier, athée, et une sœur, plus âgée également, de même caractère.

Antécédents personnels. — Allaité par sa mère, il ne peut fournir de renseignements sur son développement. N'aurait néanmoins pas eu de convulsions pendant l'enfance, aurait eu la rougeole.

A l'école de 6 à 12 ans, fait sa première communion et croit sans exaltation ni mysticisme.

Apprenti tailleur chez son père, il sent ses sentiments religieux s'affaiblir progressivement, mais il continue à croire à l'existence de Dieu, tout en restant indifférent.

Service militaire de 21 à 25 ans, il travaille au régiment de son métier et ne commet pas d'excès de boissons.

Libéré, il revient travailler de sa profession, se marie une année après, a 4 enfants ; son aîné meurt à 6 ans d'une angine couenneuse ; il avait eu ses dents tardivement, n'avait eu aucune convulsion, était assez intelligent, car il savait, à 6 ans, lire, écrire, compter. Son second enfant, une fille, est morte à 4 ans du croup. Le troisième, qui a actuellement 6 ans, est d'intelligence moyenne. Un quatrième, qui a 3 ans, est né au moment où le malade présentait son premier accès de folie.

C'est un an après son mariage que Gr... se sent repris de sentiments religieux. Un jour il découvre par hasard un Évangile dans son grenier, le lit, et aussitôt, se dit qu'il ne peut demeurer incrédule. Il s'en va emprunter à son voisin un Ancien Testament, reconnaît qu'il n'est pas un homme juste comme il croyait, qu'il n'est qu'un misérable pécheur. Il est convaincu du péché, comme le dit J.-C., car, quand il sera venu, J.-C. convaincra le monde du péché. A ce moment déjà, il semble avoir eu quelques hallucinations de l'ouïe. Cette révélation subite lui a permis de bien comprendre ce qu'il lisait.

Il continue sa profession, mais se sent intérieurement malheureux à cause de ses péchés. Il sent qu'il lui faut suivre la vraie religion, se demande quelle religion il adoptera, lit les livres catholiques et protestants, suit des assemblées protestantes, cause beaucoup religion avec des protestants baptistes, qui « l'aident à trouver la paix de Dieu », et finalement se convertit au protestantisme : secte baptiste. Il est baptisé au bout de quelques mois. Néanmoins il éprouve parfois des doutes sur son salut et se demande s'il a « la perle de grand prix », c'est-à dire la paix du cœur.

Cependant sa femme et sa belle-mère le persécutaient. Elles craignaient que n'allant plus au cabaret, ne travaillant plus le dimanche, il ne fît de mauvaises affaires. Elles lui disaient qu'il ne faut pas changer de religion quand on est né catholique. Il ne répond pas, parce que « J.-C. nous dit qu'il ne faut répondre aux outrages que par le silence. » Sa femme et sa belle-mère finissent par se convertir : sa femme se fait baptiser de nouveau.

Depuis, Gr... a souvent des inquiétudes sur son salut : il n'a cependant pas osé jamais faire de prosélytisme pour sa religion numéro deux.

En 1891, il commence à entendre des voix. Ce sont des hallucinations psychomotrices, semble-t-il. Quand il est en prière, il se met à dire des choses qu'il est étonné de dire, qui lui sont révélées, qu'il n'a pas, à proprement parler, entendues de ses oreilles. C'est Dieu qui lui fait remuer les lèvres. Ce sont des paroles d'actions de grâces à Dieu qu'il profère.

Interrogé sur son premier internement, il avoue qu'il a en réalité fait et dit des bêtises ; c'est cependant Dieu qui lui avait donné son nouveau nom. Le sommeil que les médecins ont qualifié de sommeil hystérique, n'était que simulé : il lui semblait qu'il avait le devoir de faire le mort : il se rappelle que, pendant ce temps, un médecin lui a pressé les testicules et qu'il a fait semblant de ne rien sentir (?)

Il aurait, à cette époque-là, passé par deux périodes : une période d'exaltation, au cours de laquelle il se croyait choisi par Dieu, cela avant sa séquestration ; une période de dépression, pendant ses quinze jours de séjour à l'hôpital de

Valenciennes, où, sous l'influence d'hallucinations continues de l'ouïe et principalement de la vue, il se croyait tombé dans un grand puits, en guise de châtiment, y voyait le diable sous la forme d'un ours noir, qui l'accusait d'être la cause de tous les malheurs de la terre, se croyait damné et souffrait énormément ; la fin du monde était arrivée

Lors de son entrée à l'asile d'Armentières, il se crut dans un monde électrique, se figura que les gardiens et les malades étaient des automates qui marchaient à l'électricité. Ce délire lui était communiqué par un aliéné qui se disait électrisé. Ce n'est que peu à peu qu'il se rendit compte que les objets qui l'entouraient étaient réels. Il a eu aussi à cette époque des cauchemars qu'il se rappelle mal ; il a vu un cercueil à côté de lui.

Il prétend en outre qu'il était volontairement malpropre et gâteux, parce que Dieu lui défendait de se lever à cause de sa faiblesse musculaire.

Sorti de l'asile à la fin de février, il reprend ses occupations ordinaires et vend des machines à coudre. Il reste toujours très religieux, fort exalté, continue à être tourmenté de temps en temps par des idées d'indignité et de culpabilité, craint de mal faire en ayant des rapports avec sa femme et en essayant de ne pas avoir d'enfants. Il fait part à sa femme de ses sentiments : celle-ci lui reproche de ne plus l'aimer et ne partage pas son avis. Il pratique l'onanisme parce qu'il a des besoins génitaux trop vifs.

Il n'est néanmoins pas hanté de l'idée de se priver d'un organe qu'il regarde comme la cause du péché. Et voilà que, le 2 avril 1895, étant couché seul, il est visité par une révélation, qui lui dit de se couper la verge, que c'est la vraie circoncision ; qu'il sera, ce faisant, agréable à Dieu !!. Jamais, affirme Gr...., il n'avait jusqu'alors eu semblable idée, et ses affirmations réitérées semblent véridiques. Ce n'était pas, suivant lui, une voix humaine qu'il entendit à ce moment : ce fut une sorte de voix intérieure, une idée résonnante d'origine divine, une voix qui n'avait pas d'allure impérative.

Il n'essaie malgré cela, pas un seul instant, de lutter contre cette révélation, n'a pas un moment de regret, d'angoisse, n'appréhende pas de souffrir, n'envisage en aucune façon les conséquences de cet acte. Il se lève sur-le champ, saisit ses grands ciseaux de tailleur et, en deux coups, il se tranche la verge à la racine, se recouche, se lève de nouveau une minute après, prend le morceau enlevé et le fend longitudinalement en s'écriant : « Voilà la vraie circoncision !! ».

L'hémorrhagie a été relativement faible : il n'eut du reste pas la moindre peur de mourir d'hémorrhagie.

Il ne se souvient plus de ce qu'il a fait jusqu'à son entrée à l'hôpital. Il a oublié qu'aussitôt après s'être mutilé, il s'est précipité par la fenêtre sans d'ailleurs se blesser ; il ne se rappelle plus qu'une voix, tandis qu'il se mutilait, lui « disait : Désormais, tu t'appelleras Joseph. »

Le lendemain de cet événement, il est conduit à l'hôpital de Valenciennes, où il reste un jour et demi et est envoyé à l'asile. Il y arrive un peu agité et paraît sous l'influence d'hallucinations. Il est absolument convaincu qu'il a bien agi et qu'il aurait raison de recommencer si c'était nécessaire.

La surface de section (voir la photographie) située à un centimètre en avant du pubis, au-dessus des bourses qui sont respectées, présente une forme irrégulière, ovale du diamètre d'une pièce de cinq francs. L'urèthre est coupé perpendiculairement à son axe ; il surplombe un peu la partie moyenne de la plaie. L'urine, pendant la miction, s'écoule en bavant légèrement et cause des douleurs cuisantes sur la surface saignante qu'elle irrite.

Le 10 avril, le malade reconnaît avoir eu la fièvre, s'être précipité par la fenêtre, mais affirme avoir bien agi en se coupant la verge. Tourmenté par des préoccupations commerciales, il s'est mis à prier avec ardeur et, pendant sa prière, il a eu subitement sa révélation. Il urine à l'aide de la sonde, est doux et tranquille. Des pansements au salol assurent une cicatrisation lente.

Le 22, l'état local est en bonne voie ; Gr.... peut uriner sans le secours de la sonde et sans souffrir, mais le jet est filiforme. Interrogé sur les causes de son acte bizarre, il répond avec ambiguïté qu'il ne peut dire qu'il ait bien fait, ayant, comme c'est son cas, une femme qu'on aime bien.

Le 30, il est encore assez exalté. Il raconte son histoire, mais son langage est émaillé de citations bibliques, dont il dénature parfois le sens, afin d'expliquer ses moindres actions. Il dit n'avoir plus ni révélations ni hallucinations, mais avoue qu'au fond il ne regrette pas ce qu'il a fait. Il est toujours persuadé qu'il a fait plaisir à Dieu en lui faisant le sacrifice d'une partie de son corps, qu'il n'employait pas à son usage propre, à celui d'avoir des enfants.

Il ne paraît pas sentir de besoins génésiques : il n'a eu que deux ou trois fois un commencement d'érection qui s'est manifesté par de la turgescence du moignon, où il éprouvait un vif besoin d'uriner. La miction effectuée, l'érection a disparu.

Il sort guéri physiquement et intellectuellement, au moins de la poussée aiguë du délire, le 25 mai 1895.

Gr... revient encore, pour la troisième fois, le 20 février 1896.

Ce qui domine cette fois, c'est un état de confusion mentale suraiguë, caractérisée par une profusion d'idées délirantes de persécution et de grandeur mystiques, par des hallucinations en masse de la vue et de l'ouïe, par une perpétuelle agitation des plus vives, qui le portent à des violences contre sa personne. Tout cela a déterminé un trouble de la nutrition générale, de l'émaciation qui compro-

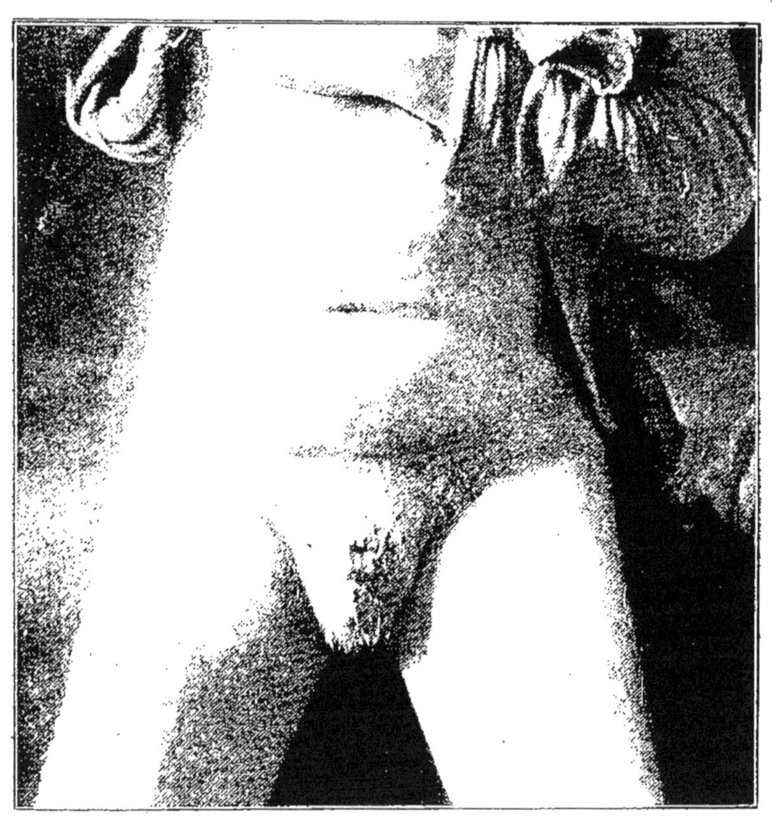

Excision de la verge chez un délirant religieux. (Cliché KÉRAVAL).

mettent son existence. Absorbé au plus haut point, il parle constamment de Dieu, de l'Evangile. Les renseignements fournis à l'appui de ce nouvel internement indiquent que, chez lui, il chantait perpétuellement la nuit, se mettait nu et voulait se jeter par la fenêtre.

Il a vu la Vierge, les Saints ; Dieu lui parle à l'oreille et lui fait comprendre ses intentions en agissant sur lui intérieurement : aussi se déhabille-t-il, se flagelle-t-il, parle-t-il de sanctification, de lumière céleste ; il a même saisi un couteau pour se tuer. Il raconte encore qu'il est empereur, qu'il va devenir un grand Saint. On le met au lit en le surveillant de près.

Son état général, mauvais, fait redouter une terminaison fatale. Quinze jours plus tard, la situation est toujours grave, mais l'agitation est moins intense.

Le 23 mai, il ne délire plus, mais s'occupe passionnément de choses religieuses, rumine sans désemparer des cas de conscience, trouve, par exemple, que, la dernière fois qu'il est sorti de l'asile, il ne s'est pas suffisamment préoccupé de Dieu et de sa loi ; cette fois, il est résolu de s'inspirer plus que jamais de la foi.

Sa femme, malgré ce courant d'idées paranoïdes, le réclame. Il sort, amélioré relativement, le 31 mai.

Disons ici qu'il nous a confié qu'il avait souvent des érections du moignon et qu'il le frottait contre les parties génitales de sa femme : ce coït d'infirme déterminait l'éjaculation.

Gr... n'est pas revenu, car, quelques mois plus tard, il s'est suicidé chez lui, probablement par ordre de la Divinité.

Trois points sont frappants dans l'observation précédente. Le coefficient intellectuel du patient, l'origine de son délire, les poussées aiguës de la psychose.

Peut-on considérer comme doué d'une intelligence moyenne un homme qui, après avoir fréquenté l'école pendant six années, n'a pas acquis plus d'instruction que n'en avait Gr.... ? Evidemment non. S'il n'avait pas de signes de dégénérescence physique, on est cependant autorisé à le regarder comme un sujet peu intelligent. Il ne possédait pas son certificat d'études primaires.

Son illumination subite, le jour où il découvre des livres saints dont il connaissait en réalité les éléments, puisqu'il avait fait sa premiere communion, cette illumination ne peut être attribuée qu'à des hallucinations de l'ouïe. Celles-ci vont de pair avec la suractivité cérébrale dont il parle, qui lui a permis de bien comprendre ce qu'il lisait, et avec les hallucinations psychomotrices de 1891.

Quant aux poussées aiguës, elles tiennent, comme on l'a vu, à des bouffées d'hallucinations multiples ou unisensorielles, agréables, terrifiantes ou impératives, quoi qu'en ait dit Gr..., qui absorbent l'intégralité du Moi et même le fonctionnement viscéral.

Dès l'instant où il a eu sa première révélation, Gr.... a vraiment déliré. Il a produit un système de délire conforme à la nature de son esprit ou, si l'on préfère, à la modalité du trouble mental, en relation elle-même avec le terrain psychique primordial. Les préoccupations religieuses, en fait plutôt puériles, car elles jurent avec la condition sociale, avec les éléments de l'existence habituelle de Gr..., ces préoccupations religieuses n'ont depuis, à aucun moment, cessé, même dans l'intervalle des poussées quasi-congestives des centres. Leur imparfaite systématisation émane du fonds sur lequel elles ont poussé. C'est donc bien de la paranoïa, mais de la paranoïa propre aux dégénérés. Les épisodes aigus et suraigus surajoutés témoignent eux-mêmes de son espèce.

Pourquoi maintenant Gr..., qui n'avait rien de commun avec les matières ou les ministres de la religion, a-t-il précisément été brusquement orienté sur ce domaine? C'est tout aussi inexplicable que son abjuration. Car il n'a jamais expliqué pourquoi il s'était fait protestant. Il semble qu'il ait subi aveuglement l'impression d'images mentales imposées par l'activité involontaire d'organes en état d'éréthisme morbide. De même les perturbations dans le fonctionnement normal du poumon, du foie, des reins, etc., etc., nous imposent la fièvre, la douleur, la dyspnée, l'ictère, l'anarsarque et les syndromes émanés des auto-intoxications qu'elles engendrent. La cause première de la psychopathie nous échappe. Il n'était aucunement hystérique.

Dans les deux observations suivantes, la castration a été dictée par des *idées délirantes de grandeur*.

SNELL. — **Automutilation sexuelle chez un paralytique général.**

Citée par MILLANT, « Castration criminelle et maniaque », p. 71.

Un paralytique général, voulant épouser neuf cents femmes, tenta de se couper la verge en quatre morceaux « non dans le but de se faire du mal, mais afin d'augmenter sa puissance virile, déjà extrême ».

GARNIER. — **Automutilation sexuelle chez un paralytique général.**

La Folie à Paris, p. 279.

Un paralytique général, âgé de quarante-cinq ans, s'était en partie mutilé ; riant aux éclats, insensible à la douleur, il s'exclamait : « Qu'on m'amène des femmes maintenant...; ma *nature* est tellement forte que je leur ferai des enfants tout de même ; c'est ce que j'ai voulu prouver en me coupant *mes affaires.* »

La mutilation sexuelle peut être pratiquée par des aliénés, et plus particulièrement par des *maniaques*, pour des motifs les plus divers : c'est ainsi que nous verrons le malade de Petit se châtrer sous prétexte que ses testicules sont devenus des organes inutiles, le sujet de Brachet s'enlever les attributs de son sexe afin de se transformer en femme..., etc.

Brachet. — **Castration**.

Gazette des hôpitaux, 5 octobre 1848.

En 1811, à Bicêtre, dans le service des aliénés confié à Lanfran, était placé un Italien affecté de manie délirante. Un jour, il se promenait dans la cour de la maison et y vit, ce qu'on y voyait assez ordinairement, plusieurs malheureux se livrer avec fureur à la masturbation malgré la surveillance la plus active. « Que de marchandise perdue ! se dit-il; combien une femme ici ferait bien ses affaires! si je me faisais femme, ce serait moi qui profiterais de tout cela. »

Cette idée lui sourit et lui inspire le projet de se retrancher les appendices qu'il croit être seuls un obstacle à sa métamorphose. Armé d'une méchante lame de couteau, il va dans les latrines et, à force de scier, il enlève très ras les organes génitaux. Fier de son opération, il vient triomphalement se promener au milieu de ses camarades d'infortune, pensant attirer bientôt leurs hommages. Le sang coulait de la plaie ; un surveillant s'aperçoit de l'hémorrhagie, fait rentrer le malade et envoie chercher l'interne de garde. On arrêta l'hémorrhagie ; la plaie fut pansée. La guérison s'opéra avec une rapidité étonnante.

Y.Y.Y. — **Castration au cours d'un accès de délirium**.

Gazette obstétricale, 1879, VIII, p. 273.

Le 26 avril 1872, on amenait à la Maison municipale de santé un jeune homme de 28 ans, qui, dans un accès de délirium, s'était enlevé, à coups de rasoir, la verge et les deux testicules. Adonné à l'alcoolisme depuis longtemps, le malheureux était préoccupé par l'idée de quitter une maîtresse pour contracter un mariage avantageux. Il avait quitté brusquement cette concubine, s'était mis à boire, puis accomplit son horrible mutilation à l'aide de deux rasoirs dont il se servait depuis longtemps. Il succomba le lendemain de son entrée à la maison de santé. La régularité des lambeaux, dans cette étrange amputation, était telle qu'on aurait pu la croire pratiquée par une main chirurgicale exercée.

BROWN (William). — **Folie suicide et homicide ; automutilation des parties génitales.**

Journal of mental science, 1877, 3e trimestre. Analyse *Ann. med. psych.*, 1880, t. III, p. 495.

Le malade, âgé de 25 ans, n'est pas épileptique, mais a la manie du suicide et est dangereux pour les autres. Il avait tenté de couper la gorge à sa mère. Un jour, sous prétexte que ses testicules le gênent, il s'arme d'un couteau et, par une formidable incision sur le scrotum, s'emporte le testicule gauche et met à nu le même organe à droite...

Une contrainte prudente a été savamment déployée à l'égard du malade pour l'empêcher de se nuire. Il réussit toutefois un jour à tromper la surveillance et va se jeter par la fenêtre ; on l'arrête à temps... Ce malade tente par deux fois de s'évader. A la suite du traumatisme génital, la guérison du malade est définitive.

ADAM James.— **Excision du pénis chez un hypochondriaque.**

Journal of mental science, 1883, p. 213.

« Il s'agit d'un jeune homme de 18 ans, adonné à des pratiques excessives de masturbation, qui, à la suite d'un accès de folie hypochondriaque. se fait sauter le pénis, sous l'influence d'une préoccupation hypochondriaque.

« Après des fatigues somatiques excessives, se trouvant plus particulièrement déprimé et sentant en lui « une impulsion à faire quelque chose », il ouvre la Bible et y lit ces mots : « Si ta main droite te cause du chagrin, tranche-la. » Voilà un ordre de Dieu : sur le champ, il se tranche la verge à la racine et s'occupe d'arrêter le sang...»

Eric SINCLAIR.— **Cas d'automutilation persistante chez un maniaque.**

Journal of mental science, avril 1886, *Anal. Ann. med. psych.*, 1889, t. X, p. 137.

Le sujet de cette observation est atteint de manie récurrente d'origine alcoolique. Après une période assez longue, malgré des agressions fréquentes et violentes, ses tendances se modifient et il tourne contre lui-même ses impulsions dangereuses. Un an et demi après son admission, il s'arrache un testicule, prétendant qu'il n'est pas à lui et qu'il appartient à un nègre placé dans la même salle. Il s'est servi pour cette opération d'un clou soigneusement affilé. Cinq mois après, il parvient, à l'aide d'une boucle de pantalon, à pratiquer l'ablation de l'autre testicule. Cette fois il a soin de l'avaler pour qu'un autre malade ne s'avise pas de le lui dérober. Plus tard cet homme se fait des incisions et des piqûres multiples sur la peau avec des morceaux de verre qu'il trouve à terre. Un jour il s'ouvre la temporale gauche et provoque une hémorrhagie grave. Il a succombé quatre ans après son entrée, victime d'une manœuvre qu'il a pu accomplir en dépit de la surveillance. Il s'était planté un petit clou dans la tempe droite en se frappant la tête contre le mur jusqu'à l'introduction complète du corps étranger. Le gonflement produit autour de la blessure n'a pas permis d'en reconnaître l'origine et la peau s'est cicatrisée sur le clou. Ce n'est que plus tard, deux mois après, qu'un petit abcès s'est formé et que le corps étranger a été retiré de la blessure. Le malade est mort le lendemain de l'opération.

Rivet. — **Ablation volontaire des deux testicules et section transversale du cou. — Guérison rapide.**

Arch. de méd. et de chirurg. militaires, 1892, t. XIX, p. 294.

B..., âgé de 28 ans, convoqué pour une période de 28 jours, devait arriver le 25 août 1891 à son corps, en garnison au camp de Châlons. Mis en possession de l'argent nécessaire pour son voyage, B... se rendait à Paris où il errait durant deux jours et se faisait arrêter par la police pour ivresse manifeste : il avait dissipé, en libations, ses frais de route. On lui remet une nouvelle indemnité et on l'embarque pour Châlons : au lieu de rejoindre son bataillon il reste à la gare : finalement, un gendarme s'en empare, l'ayant trouvé errant dans la campagne, et l'amène au corps où on l'équipe.

Vers 10 heures du soir, B.., qui s'était couché, se lève brusquement, se met à vociférer, exécute des danses et se glisse sous les lits de ses camarades à la poursuite d'un être imaginaire qui le persécute, fait un tel vacarme qu'après avoir inutilement essayé de le calmer, le sous-officier le fait conduire en prison.

B..., sur le seuil de la porte, se retournant brusquement sur le caporal qui le menait à la prison et, lui saisissant les testicules, les tire avec une certaine violence. Ce caporal se dégage et, après avoir fouillé le soldat, l'enferme dans le local disciplinaire.

Vers 1 heure du matin, des cris partant de la prison attirent l'attention de ce caporal qui se dirige de ce côté : mais le bruit cesse et le caporal rentre au poste sans être entré dans la prison.

Le lendemain, à 6 h. 1/2 du matin, on aperçoit cet homme gisant à terre, enveloppé d'une couverture, pâle et paraissant inanimé. Une mare de sang inonde le sol, et des débris de carreaux cassés sont répandus de tous côtés. Le blessé présente une large plaie transversale du cou avec ouverture du larynx. De plus, le scrotum est largement ouvert et privé des testicules qui sont retrouvés sur le sol : le malheureux, dont les mains portent de nombreuses coupures, s'est servi des débris de verre cassé pour se mutiler.

La plaie du cou est suturée ainsi que celle du scrotum. Durant son séjour à l'hôpital où il avait été transporté, B... ne présenta jamais le moindre symptôme de fièvre et la suppuration fut à peine ébauchée.

Une enquête faite sur le sujet de cette observation le représente comme un ivrogne, dépensant en boisson ses gains journaliers et qui, de plus, pendant les jours précédant son arrivée, s'est livré à de copieuses libations. Le blessé est aux prises avec des hallucinations de la vue et de l'ouïe, sous l'influence desquelles il s'agite, vocifère, arrache ses pansements et répète continuellement : « Non, non, je ne crains rien, je ne l'ai pas vu, jamais je ne l'ai fait. »

B... guérit en un mois de ses deux blessures.

B..., revenu à la raison, expliqua qu'ayant bu plusieurs jours de suite, il avait, à un moment donné, aperçu aux fenêtres des êtres imaginaires, singuliers, qui lui criaient de se tuer : il fallait leur obéir. N'ayant pas de couteau, il brisa un carreau et se fit, en sciant, une entaille au cou. Comme la mort ne venait pas, les voix lui criaient toujours de s'achever, il saisit ses testicules et, s'y prenant à plusieurs reprises, sectionna le droit, puis le gauche sans beaucoup souffrir. Il quitta alors son pantalon et s'étendit à plat ventre sur le sol, après s'être enveloppé dans une couverture.

B... n'avait aucune raison pour redouter la vie militaire qu'il connaissait parfaitement, ayant fait quatre années de service et ayant obtenu un certificat de bonne conduite lors de sa libération.

B... ne cesse de répéter : « J'étais commandé... il fallait que je me tue. »

Il est hors de doute que cet homme a tenté de se suicider sous l'empire de troubles délirants, à forme mélancolique, avec hallucinations de la vue et de l'ouïe, engendrés par des habitudes d'intempérance, troubles que l'on rencontre si souvent dans le délire alcoolique subaigu et qui se manifestent à l'occasion de tout nouvel excès de boisson.

PETIT. – **Automutilation chez un malade atteint de manie chronique.**

Rapp. par MILLANT : Castration criminelle et maniaque, p. 82.

X..., âgé de 55 ans, est atteint depuis de longues années de manie chronique à exacerbations peu fréquentes et n'ayant jusqu'alors présenté aucun caractère spécial. Le malade, peu dangereux, habite dans sa famille. Il se présente un jour à l'Hôtel-Dieu de Rennes: ses vêtements sont souillés de sang. Le malade s'est, à l'aide d'un couvercle de boîte à sardines, amputé le scrotum : il sort de la poche de son pantalon le scrotum contenant encore les testicules.

Il explique qu'il s'est opéré, estimant que ses testicules étaient devenus pour lui des organes encombrants et inutiles ; depuis plusieurs mois déjà, il n'avait plus d'érections, et son idée fixe était de supprimer ce qu'il avait fini par considérer comme une superfétation. Le malade avait pris peur en voyant l'abondance de l'hémorrhagie et se présenta à l'hôpital.

Guérison rapide.

GARNIER. — **Tentative d'émasculation chez un paralytique.**

Cité par MILLANT : Castration criminelle et maniaque, obs. 23.

Alexandre P.., 43 ans, garçon de magasin, devenu paralytique général après avoir abusé de boissons alcooliques, s'excite soudainement : il tente de tuer sa femme et, le lendemain, essaie de se couper les testicules « pour voir ces qu'il y a dedans ».

MILLANT. — **Castration volontaire au cours d'un accès de délire alcoolique.**

Castration criminelle et maniaque, p. 78.

X..., alcoolique invétéré, accuse, lorsqu'il est ivre, ses organes génitaux d'être la cause de tous ses déboires. Un jour il tenta de se couper le scrotum, mais s'arrêta dans son dessein à la vue du sang qui s'échappait de la blessure qu'il s'était faite.

Mais il n'est pas que les aliénés qui pratiquent l'auto-mutilation sexuelle consciente ; nombreux sont, en effet, les individus *non délirants* qui portent atteinte à l'intégrité de leurs organes génitaux externes.

Les motifs invoqués pour légitimer l'acte mutilateur sont divers. Voici tout d'abord les cas dans lesquels l'auto-vulnération n'a été employée que dans le but de lutter contre *l'excitation sexuelle* ou n'a été qu'un moyen de se soustraire aux *impulsions génitales* et à leurs conséquences.

LAUGIER. — **Sur un Religieux Ermite qui s'est fait la castration.**

Journal de Médecine, 1758, t. IX, p. 235.

Un jeune homme, âgé de 25 ans, Gênois de nation, résidant à Fayance, petite ville de la Basse-Provence, en qualité d'homme d'affaires de M. l'Abbé de Monteils, Chapelain de Notre-Dame de Ciprès, se voyant trop assiégé et fatigué par les idées que la solitude où il était fait souvent naître à cet âge encore tout fougueux et bouillant, principalement aux gens de cet état, qui n'ont pour l'ordinaire d'autre souci que celui-là, surtout les tempéraments qui y sont naturellement disposés, et que le libertinage n'inspire que trop à la honte des hommes, qui ne semblent s'étudier qu'à se détruire par l'art le plus infâme et le plus brutal que la lubrique volupté ait jamais inventé de plus bas; le jeune et faible solitaire, ne pouvant donc plus résister à la tentation et s'imaginant que ces parties, qui ne sont que les ministres et les instruments tant de l'imagination que de la volonté, étaient la cause première de ces mouvements lascifs, importuns et fatigants, à l'exemple de cet Espagnol dont il est dit « ne se pollueret, maluit ille mori », se persuada que, moyennant la séparation de ces parties, il ne serait plus sujet à l'avenir à ces atteintes charnelles et qu'il en serait délivré pour toujours. C'est dans cette intention qu'il disposa tout pour faire lui-même cette belle et héroïque action.

Comme il avait le fer en main pour faire sur lui ce qu'on fit à Abeilard, le chirurgien qui allait raser son maître entra à l'instant même, et, à l'aspect de ce terrible appareil, recula tout effrayé. L'opérateur, au lieu de se déconcerter, n'en fut que plus charmé en lui disant : « Monsieur, vous arrivez bien à propos; faites-moi la grâce et la charité de le faire pour moi; outre que vous me rendrez un grand service, c'est que je crains d'avoir plus de courage que de force. A ces mots, le chirurgien, tout jeune encore, surpris d'un pareil langage et rebuté d'une si étrange proposition, s'enfuit et courut chez lui à perte d'haleine. Dans cet intervalle, le patient se met en devoir de le faire lui-même. Il donne le premier coup, il achève au second; le sang coule; il s'alarme à ce triste spectacle : il applique de la cendre sur la partie, l'hémorrhagie continue; il y met du plâtre, cela ne suffit pas : comme il sent déjà ses forces se dissiper avec son sang, il lui en reste encore assez pour se traîner au clocher de la chapelle qui est attenant à cet Hermitage. Il sonne le tocsin avec tant de précipitation que tous les laboureurs des environs en furent alarmés et accoururent en foule pour voir de quoi il était question. On entre et on trouve ce pauvre martyr de la continence, nageant dans le sang; on court chez un chirurgien de la ville, M. Christine, dont le mérite et les talents pour son art sont connus de tout le monde; il arrive enfin à l'Hermitage. Il arrête l'hémorrhagie, met le premier appareil, panse la plaie avec les moyens ordinaires et indiqués pour ce genre de plaie. Il fait prendre quelque cordial au malade pour remettre ses forces. On le transporte à l'Hôtel-Dieu de la ville; le chirurgien continue ce traitement pendant environ deux mois. La plaie se cicatrisa, se ferma bientôt après et le malade guérit sans retour.

Depuis ce temps et cette époque, il a endossé le froc d'Hermite, et passe le reste de ses jours fort tranquillement (pour ce qui est des impressions de ces parties sur son esprit) dans un Hermitage auprès de Bagnoles.

Je crois qu'il est nécessaire de rapporter un trait aussi plaisant que curieux à ce sujet, et qui est d'autant plus intéressant qu'il est attaché à cette histoire et qu'il présente quelques circonstances dignes de remarque. Comme, quelque temps après la guérison de cette plaie, l'Hermite vint à Fayance, un habitant de cette ville, autant pour plaisanter que pour s'instruire des différents changements auxquels un si étrange état assujettit le corps et l'esprit tout ensemble, demanda à ce pauvre Hermite s'il ne sentait plus, depuis son nouvel état, les aiguillons de la chair; ce dernier répondit d'assez bonne foi : « La même chose quant aux désirs » : la charité semblerait, pour ainsi dire, demander qu'à cette opération il eût fallu joindre celle de tout le membre pour tranquilliser et satisfaire tout-à-fait ce pauvre solitaire; et je pense que cet homme y consentirait si on ne courait pas risque de la vie, tant il est éloigné de croire que tout gît dans l'idée et que ce soit là qu'il faut porter le remède; ce qui n'est pas surprenant aux gens de cet état.

Maistral. — **Sur un homme qui se fit l'opération de la castration sans accident fâcheux.**

Journal de Médecine, 1758, t. VIII, p. 268.

Un religieux, âgé de 25 à 30 ans, dont je tairai le nom, l'ordre et la patrie, continuellement tourmenté par les aiguillons de la chair et le feu de la concupiscence, forma le monstrueux projet de détruire en lui le germe qui les faisait éclore, et que la nature lui avait prodigués, parce qu'il troublait sans doute à chaque instant la sécurité d'esprit et d'âme dont il voulait jouir.

En conséquence, il fit plusieurs expériences sur différents animaux qu'il sacrifia à son ignorance, pour pouvoir, dans la suite, ne rien risquer pour sa vie et être en état de goûter cette paix stoïque, qui ne pouvait s'acquérir, selon lui, qu'à ce prix.

Lorsqu'il crut être assez savant pour tenter sur lui la même opération, il se munit d'un rasoir bien affilé et attendit que tous les religieux de la maison se fussent retirés. Dans le temps qu'il jugea le plus convenable, qui était entre dix et onze heures, il exécuta cette cruelle opération avec une constance et une fermeté inébranlables ; il ne poussa pas le moindre cri, malgré toute la douleur qu'il dut ressentir ; au moins les voisins de sa cellule ne l'entendirent pas.

Il ouvrit méthodiquement les deux côtés des bourses l'un après l'autre, en retira les deux testicules et les sépara d'un coup de rasoir du cordon des vaisseaux spermatiques, à trois ou quatre lignes du corps des testicules. Il jeta ces deux corps glanduleux au bas de son lit et termina là son opération avec autant d'adresse que s'il avait été le chirurgien le plus exercé. Elle ne fut pas plutôt faite qu'il sentit tout le poids du crime qu'il venait de commettre et le repentir éternel qui en serait la suite nécessaire. La perte de son sang, qui ruisselait de toutes parts, lui fit craindre avec raison pour ses jours. Il courut à la cellule de son voisin pour lui demander du secours et lui avoua ingénûment sa turpitude et son infamie. Son collègue, touché de commisération, courut bien vite chercher un chirurgien qui arrêta l'hémorrhagie et appliqua un bandage convenable. Le blessé se rétablit au bout d'un mois ou six semaines.

Blandin. — **Castration volontaire d'un prêtre.**

Art. « Castration. Dictionnaire de médecine », t. V, p. 10.

Blandin a eu l'occasion de donner ses soins à un jeune ecclésiastique qui, honteux de s'être un instant abandonné à un penchant vers lequel la nature le ramenait à tout instant et d'une manière irrésistible, s'était, d'un seul coup de rasoir, coupé à la fois le pénis, les deux testicules et la poche membraneuse qui contient ces derniers.

Curling. — **Castration volontaire.**

The Lancet, 1838, vol. I, p. 38.

Un jeune garçon d'Edimbourg, « qui voulait mener une vie sainte », se présenta au docteur Liston pour se faire châtrer. M. Liston lui ayant conseillé d'attendre sous prétexte de l'âge, ce jeune homme se représenta quelques jours plus tard au docteur : il avait tenté de s'opérer lui-même avec un canif et avait mis un testicule à nu.

Le Dentu. — **Castration volontaire d'un prêtre.**

Citée par Millant : Castration criminelle et maniaque, p. 73.

Un prêtre se fit dans sa jeunesse une castrastion double pour se délivrer de ses érections importunes. Observé, trente ans environ après cette opération, par M. le Professeur Le Dentu, il affirma, bien qu'il eût recouvré, dit-il, un calme à peu près complet, avoir de temps à autre des érections nocturnes, mais n'aboutissant jamais à l'éjaculation.

Kranz. — **Castration volontaire dictée par le désir de réfréner des instincts sexuels impérieux.**

Citée par Millant, Castration criminelle et maniaque, obs. 39.

Un nommé R..., instituteur aux environs de Kief, fut inculpé du meurtre d'une jeune fille de 11 ans : la victime avait été violée et étouffée ensuite. Ce ne fut que 4 ans après le crime que R... fut accusé par un de ses voisins. Il allègue pour sa défense « le défaut de pouvoir exécutif ». La visite médicale confirme l'exactitude du fait ; mais, l'inculpé ayant été présenté à une Commission de médécins, ceux-ci sont frappés de la manière rudimentaire dont a été effectuée l'opération. Après l'établissement de certains faits, il y a certitude que l'inculpé s'est opéré lui-même.

Pressé de questions, il finit par avouer : ce fut un quart d'heure après le crime commis qu'il s'est enlevé les testicules à l'aide d'un tranchet de cordonnier, non pas comme excuse à son acte criminel, mais pour se débarrasser de la cause initiale de ses tourments.

— « Dès que j'étais soulagé, explique-t-il, de mes tourments sexuels, je redevenais un homme calme, clairvoyant, actif. Les envies de coït me revenaient à peu près régulièrement tous les 15 jours, et cela surtout pendant la période de chaleur : une fois satisfaites, je reprenais possession de moi-même. Au surplus, le choix du procédé ne m'arrêtait pas : c'était tantôt le coït normal, tantôt le viol d'une petite fille, tantôt même une jument, très souvent l'onanisme. Las de ces souffrances et après le crime dont personne, du reste, ne pouvait me soupçonner, j'ai enlevé la cause première de mon mal pour redevenir un homme utile à la société. »

Thiersch. — **Mutilation volontaire.**

Archives de Langenbeck, t. XXVII, cité dans la *Gazette hebdomadaire* 1882, p. 650.

Il s'agit d'un homme de 36 ans, agissant sous l'influence d'idées érotiques et religieuses. Dans l'espace de quatre années, il s'ouvrit deux fois l'abdomen avec un mauvais couteau de poche : il fallut faire la reposition de l'intestin, une autre fois réséquer une partie de l'épiploon. Il enleva lui-même le testicule droit, fit la suture au fil de cordonnier, et guérit très bien. Il extirpa plus tard le testicule gauche ;

mais, le cordon ayant remonté dans l'abdomen, il fallut avoir recours aux soins des chirurgiens : il guérit encore parfaitement. Aujourd'hui, il se dit parfaitement heureux et libre de toute tentation.

HOSPITAL. — **Castration volontaire d'un missionnaire.**

Eunuques volontaires, *Ann. Med. Psych.* 1886, t. III, p. 387.

Un jeune missionnaire, entendant dire qu'il serait entouré de femmes nues dans les pays lointains où il allait être dirigé, tente de s'émasculer ; il s'arrête à la vue de son sang.

CURLING. — **Automutilation sexuelle.**

Edimb. Med. and Surg. Journal, 1837, p. 93.

Un homme d'environ 60 ans, très malheureux et pensionnaire d'un asile d'indigents dans le voisinage de Londres, où il était employé comme maître d'école, allait être renvoyé parce qu'il avait eu des relations avec une idiote de la même maison. Voulant alors, a-t-il dit, se débarrasser des organes qui avaient causé sa perte, il s'était enlevé complètement, avec un rasoir, les testicules et une portion considérable du scrotum.

Un médecin fit ligatures et sutures ; la guérison fut complète au bout de six semaines.

REID. — **Tentative de castration.**

citée par CURLING. *The Lancet*, 1838-39. Vol. I., p. 38.

M. REID, chirurgien à Markinch, raconte avoir été appelé auprès d'un jeune garçon cordonnier, âgé de 17 ans, qui avait essayé de se châtrer avec un couteau très pointu. Le testicule droit pendait en dehors du scrotum, à travers une plaie longue de 5 centimètres environ. Ce testicule fut remis en place, la plaie fut réunie et la guérison était complète au bout de trois semaines environ. Le malade s'était laissé aller à cette extravagance, parce que, depuis quelque temps, il avait des pollutions si fréquentes que son maître l'avait querellé pour avoir souillé ses draps. L'abondance de l'hémorrhagie l'avait seule empêché de terminer l'opération.

DAVIES John. — **Castration volontaire.**

The Lancet, 1863, t. II, p. 641.

Je fus appelé, dans l'après-midi du lundi 30 mars 1861, auprès d'un nommé J. H..., âgé de 30 ans, marié et père d'un enfant. Sa femme est, pour la deuxième fois, dans un état de grossesse avancé.

A l'examen du malade, je trouve le scrotum ouvert du côté gauche et le testicule arraché gisant sur l'abdomen, sans qu'il y eût solution de continuité d'avec le cordon. H... s'était servi de son couteau de poche pour accomplir cette mutilation. Comme je me disposais à remettre le testicule en place, il exprima le vœu que je le détachasse entièrement ; je n'en fis rien, bien entendu, et je fus obligé pour y faire rentrer l'organe, d'agrandir l'incision scrotale.

La femme du pauvre blessé m'apprit que, depuis plusieurs jours, il était d'un caractère morose et qu'il avait à plusieurs reprises manifesté l'intention de se castrer ; il me fit néanmoins l'effet d'avoir toute sa raison, et comme motif de acte, il invoqua l'état précaire de la santé de sa femme continuellement malade, ce qui l'empêchait de se livrer au coït.

H... reprit son travail quatre jours après, et fut bientôt parfaitement rétabli.

Hospital. — **Castration volontaire**.

« Les Eunuques Volontaires » *Ann. méd. psych.*, 1866, t. III, p. 379.

Un homme de 50 ans, accusé d'attentat à la pudeur, entend la police monter l'escalier ; il prend un rasoir, s'enlève tout d'abord le scrotum, puis entame un des corps caverneux. Il perd une quantité énorme de sang, mais néanmoins guérit.

Derome. — **Castration volontaire**.

L'Union médicale du Canada, 1895, t. XXIV, p. 459.

J. A.., demeurant à la campagne, un peu simple, mais bon garçon de ferme, las de se faire taquiner par ses amis au sujet du mariage : « Si tu ne te maries pas, on va te couper », lui disait-on en bon langage campagnard, et fort dans ses idées sur le célibat. résolut d'en finir une fois pour toutes par la castration.

Se retirer dans un petit bois, à la tombée du jour, et donner cours à son opération fut pour lui chose d'un instant. Avec un couteau de boucher, ayant préalablement fixé une corde autour du scrotum, près du pénis, il fait sauter le tout en moins de temps qu'il en faut pour le dire.

Sans perdre de temps, notre type ainsi mutilé vient se coucher et se trouve pris d'une forte hémorrhagie au milieu d'affreuses douleurs.

On s'aperçoit de son état ; le médecin est mandé et, après les premiers soins donnés, on fait conduire le pauvre fou à l'Hôtel-Dieu, d'où il sortit peu de temps après, guéri, mais mûr pour la Longue-Pointe. Sa vie d'eunuque se termina dans cette Institution deux ans plus tard.

Parfois l'automutilation sexuelle est pratiquée dans un *but érotique*; certains sujets se mutilent afin de se procurer des jouissances nouvelles et de réveiller leurs sens endormis : tel est le cas du berger observé par SERNIN et dont nous rapportons l'histoire.

SERNIN. — **Automutilation sexuelle pratiquée dans un but érotique.**

Cité par CHOPART : Traité des maladies des voies urinaires, t. II, p. 114.

Gabriel Galien se livra à la masturbation dès l'âge de 15 ans avec un tel excès qu'il la réitérait huit fois par jour. Peu de temps après, l'éjaculation de la semence devint rare et si difficile qu'il se fatiguait pendant une heure pour l'obtenir, ce qui le mettait dans un état de convulsion générale, et encore ne rendait-il que quelques gouttes de sang, et point d'humeur séminale. Il ne se servit que de sa main jusqu'à l'âge de 26 ans pour satisfaire cette dangereuse passion. Ne pouvant plus ensuite exciter l'éjaculation par ce moyen, qui ne faisait qu'entretenir la verge dans un état de priapisme presque continuel, il imagina de se chatouiller le canal de l'urèthre avec une baguette de bois d'environ six pouces de longueur. Il l'y introduisit plus ou moins, sans l'enduire d'aucune substance grasse ou mucilagineuse, capable d'adoucir la rude impression qu'elle devait faire sur une partie aussi sensible. L'état de berger qu'il avait embrassé lui donnait souvent l'occasion d'être seul et de se livrer facilement à sa passion : aussi employait-il, à différentes reprises, quelques heures de la journée à se titiller l'intérieur de l'urèthe avec sa baguette. Il en fit constamment usage pendant l'espaee de seize années ; elle lui procurait une éjaculation plus ou moins abondante. Le canal de l'urèthre, par un frottement de cette nature si souvent réitéré et si longtemps soutenu, devint dur, calleux et absolument insensible. Galien trouva alors sa baguette aussi inutile que sa main, se crut le plus malheureux de tous les hommes. L'aversion insurmontable qu'il avait pour les f-mmes, l'abstinence à laquelle il se voyait réduit, l'érection continuelle qui provoquait sa passion sans qu'il pût l'assouvir, semblaient, en effet, justifier son idée. Dans cet état d'effervescence mélancolique, qui avait lieu tant au physique qu'au moral, ce berger laissait souvent errer son troupeau ; il ne s occupait que de la recherche d'un moyen propre à se satisfaire. Après bien des tentatives également infructueuses, il revint avec un nouvel acharnement à l'usage de la main et de la baguette; mais, voyant que ces moyens ne faisaient qu'irriter ses faux besoins, il tira, comme par désespoir, un mauvais couteau de sa poche, avec lequel il s'incisa le gland suivant la longueur du canal de l'urèthre. Cette incision, qui aurait causé à tout autre homme les douleurs les plus aiguës, ne lui procura qu'une sensation agréable, suivie d'une éjaculation complète. Enchanté de son heureuse découverte, il résolut de se dédommager de son abstinence forcée toutes les fois que sa fureur le dominerait. Les fossés, les buissons, les rochers lui servaient d'asile pour répéter ou exercer son nouveau procédé, qui lui procurait toujours le plaisir et l'éjaculation qu'il en attendait. Enfin, donnant tout l'essor possible à sa passion, il parvint, peut-être en mille reprises, à se fendre la verge en deux parties exactement égales depuis le méat urinaire du gland jusqu'à la partie de l'urèthre et des corps caverneux, qui répond au-dessus du scrotum et près de la symphise pubienne. Lorsque le sang coulait en abondance, il arrêtait l'hémorrhagie en liant circulairement la verge avec une ficelle; et il serrait suffisamment la ligature pour s'opposer à l'écoulement du sang, sans en intercepter le cours dans les corps caverneux. Trois ou quatre heures après, il ôtait cette ligature et abandonnait les parties divisées à elles-mêmes. Les diverses incisions qu'il faisait à la verge n'éteignaient pas ses désirs. Les corps caverneux, quoique divisés, entraient souvent en érection en divergeant à droite et à gauche.

Ne pouvant plus se servir de son couteau, parce que la section de la verge se portait sur les os pubis, Galien se vit dans de nouvelles détresses : il reprit l'usage d'une seconde baguette, plus courte que la première ; il se l'insinua dans le reste du canal de l'urèthre et, titillant à sa volonté cette partie du canal et les orifices des conduits éjaculateurs, il provoquait l'éjection de la semence. C'est ainsi que ce masturbateur vraiment extraordinaire s'est amusé les dix dernières années de sa vie sans avoir la moindre inquiétude sur la division de sa verge ; la longue habitude qu'il avait de l'exercice de sa baguette le rendait intrépide et quelquefois nonchalant dans l'usage qu'il en faisait. Le 12 juin 1774, il l'enfonça avec si peu de ménagement qu'elle lui échappa des doigts et qu'elle tomba dans la vessie. Bientôt après des accidents graves se manifestèrent : douleurs aiguës dans ce viscère et au périné ; difficulté d'uriner, fièvre, pissements de sang, hoquet, vomissements, diarrhée sanguinolente. Tourmenté de ces maux, il faisait encore des tentatives pour se débarrasser d'un si cruel ennemi. Il s'introduisit plus de cent fois le manche d'une cuiller de bois aussi avant qu'il put dans le rectum, et il poussait cette cuiller avec effort d'arrière en avant, afin de faire ressortir la baguette par la même voie qu'elle était entrée ; mais le mal était au-dessus des secours qu'il pouvait attendre de lui-même. Il fut examiné par le chirurgien de l'hôpital de Narbonne, M. Sernin. Quelle fut la surprise de celui ci, lorsqu'examinant la région hypogastrique de ce malheureux berger qui se plaignait d'une rétention d'urine, il lui trouva deux verges, dont chacune avait à peu près la grosseur ou le volume d'une verge naturelle? Quoique le malade assurât d'abord qu'il était né avec cette conformation, l'examen des parties, des cicatrices très apparentes, des duretés calleuses dans l'étendue de la division, firent juger que ce n'était point un vice naturel de conformation. Galien fit alors l'histoire de sa vie et donna tous les détails rapportés plus haut. Le corps étranger fut extrait par le Dr Sernin, qui pratiqua l'opération de la taille. Trois mois après cette opération, Galien succomba : à l'autopsie, on trouva une collection considérable de pus verdâtre contenu dans un sac formé entre la plèvre et le poumon droit.

L'automutilation sexuelle est parfois employée comme *moyen thérapeutique* : c'est ainsi que le malade d'Ezaü, dont nous rapportons l'histoire, s'enlève les organes génitaux pour se débarrasser de ses habitudes d'onanisme; un autre sujet se châtre, croyant ainsi guérir de son épilepsie, etc....

Curling. — **Castration volontaire.**

The Lancet, 1838, t. I, p. 38.

Un homme de 22 ans se coupa les testicules. Il avoua qu'il se livrait à la masturbation et que c'était pour se délivrer de cette déplorable habitude qui troublait sa conscience, qu'il avait résolu de s'enlever les testicules. La blessure guérit sans incident.

Ezaü. — **Castration volontaire.**

Vratch, 1899, n° 4.

Un jeune homme, âgé de 16 ans, d'origine paysanne, bien portant et bien développé physiquement, avait contracté la mauvaise habitude de se masturber depuis l'âge de 13 ans. D'un caractère concentré il se tenait en dehors des camarades de l'école, mais, d'après son professeur, il travaillait assidûment, montrant une intelligence et un esprit assez ouverts.

Par hasard ou non, il acheta une brochure populaire sur la masturbation. Sous l'influence de cette lecture malsaine et craignant les conséquences fâcheuses et terrifiantes de la masturbation, il décida de se débarrasser complètement de sa mauvaise habitude par une opération radicale.

Il achète alors un rasoir. Ayant tendu en avant avec la main gauche le scrotum et les testicules, d'un coup de rasoir il enlève ces organes.

Voulant cacher aux siens et à ses camarades cet acte, il essaya d'arrêter l'hémorrhagie par application de compresses froides, mais sans obtenir aucun succès.

Et c'est alors seulement qu'il prit le chemin de l'hôpital de Zemstoo (2 verstes).

Il avait perdu beaucoup de sang et se tenait à peine debout.

Ayant fait la ligature de l'artère séminale et enlevé le restant des enveloppes testiculaires, le Dr Ezaü mit une série de sutures sur le scrotum; cinq jours après, le malade sortait guéri sans regretter son acte.

Marach. — **Castration.**

Cité par Millant : Castration criminelle et maniaque, p. 17.

En 1869. un maréchal-ferrant, devenu épileptique à la suite d'abus vénériens et croyant que la castration allait le guérir, s'amputa d'abord les testicules à l'aide d'un rasoir ; ses crises se reproduisant, il se décida à compléter l'opération par la section de sa verge à sa racine. Le malade survécut, mais continua de présenter des attaques convulsives.

Derome. — **Castration volontaire dans un but thérapeutique.**

L'Union Médicale du Canada, 1895, t. XXIV, p. 459-60.

François P..., âgé de 24 ans, journalier, paraît jouir de toute la plénitude de ses facultés mentales.

Point de trace de folie dans l'histoire de sa famille.

Il y a un an à peu près, François se payait une blennorrhagie et prenait sur lui-même de se traiter sans recourir aux soins du médecin.

Voulant en finir avec un traitement déjà trop long, au mois de juillet il se fait des injections avec des substances très irritantes, de l'acide carbolique, paraît-il. Le succès, pour un temps, semble couronner ses efforts.

L'écoulement disparaît, mais en même temps un testicule, le gauche, se met à enfler et à lui causer un mal insupportable.

Le voilà maintenant avec une orchite qui suit son cours et disparaît au bout de douze jours, pour laisser reparaître l'écoulement blennorrhagique.

Cette fois, pensant avoir trouvé le défaut de la cuirasse, il s'arme de deux petits bois, saisit le testicule, encore un peu tuméfié, entre ses deux morceaux de bois, les fixe avec une corde et, avec son couteau de poche, les fait sauter sans plus de façon. C'était le 3 août.

Les bois restent en place pendant 24 heures et, durant ce

temps, notre chirurgien se fait des lavages à l'acide carbolique. Point d'hémorrhagie ni d'inflammation.

Le 8 août, notre individu s'inscrit pour le dispensaire de chirurgie, et s'en retourne sans se faire visiter, vu le nombre des étudiants présents.

Revenu le lendemain, après examen, il est admis dans le service du Docteur MERCIER.

Le scrotum était ouvert sur une longueur de deux pouces environ ; le fond de la plaie présente une apparence grisâtre avec bourgeons sans vitalité et baignant dans le pus.

De suite, compresses phéniquées durant deux jours pour désinfecter la plaie.

Le 12 août, lavage au sublimé à 1/1000 avec pansement à l'iodoforme et drainage à la gaze iodoformée.

Sous peu, notre chirurgien, digne émule des barbiers du XVIIe siècle, quittera nos salles complètement guéri, car, depuis, sa « gleet » n'a pas reparu.

CHAGNON. — **Castration comme mode de traitement de l'épilepsie.**

L'Union médicale du Canada, 1895, XXIV, p. 621.

P. M..., 29 ans, marié, s'est castré lui-même dans un accès délirant quelques jours avant son admission à l'asile de Saint-Jean-de-Dieu.

La maladie aurait débuté vers l'âge de 23 ans. Grandes attaques 2 ou 3 fois le mois. Vertiges et absences surviennent beaucoup plus fréquemment. Fait quelquefois du délire qui ne tient pas. A son admission, l'examen démontre que réellement les deux testicules ont été enlevés et que la cicatrice opératoire est en bon état. Il n'est soumis à aucun traitement et est tenu en observation. Quinze jours après son entrée, il a une grande attaque d'épilepsie, suivie d'une autre dans la huitaine, et, depuis, les attaques se continuent à raison de 2 ou 3 le mois. De même, aucune diminution notable dans la fréquence des vertiges et des absences. Un délire à forme mystique apparaît périodiquement.

Il n'y aucune amélioration et la castration a été de nul effet.

Enfin, voici un cas d'émasculation dicté par un mobile bien singulier: un individu du Céleste-Empire, tombé dans le dénuement le plus complet, s'enlève les testicules et engage ceux-ci dans un Mont-de-Piété !

MATIGNON. — **Castration volontaire d'un Chinois.**

Superstition, crime et folie en Chine, 1900, p. 45.

Un jour, un mendiant chinois se présente à quelque Mont-de-Piété pour engager les loques qui recouvraient partiellement sa nudité. Ses hardes sont refusées. Mais notre homme, pressé d'argent, ne se tient pas pour battu ; il s'assied devant la porte, et, avec son couteau, pratique sur lui-même l'amputation des organes génitaux, puis rentre de nouveau engager pour trente tiaos (neuf francs) ces pièces anatomiques. Le directeur du Mont-de-Piété dut faire, à ses frais, soigner ce singulier client, qui trouva plus tard une place au palais impérial (1).

B. — Mutilation sexuelle inconsciente.

Dans les observations suivantes, aucun motif apparent ne préside à l'acte mutilateur : il s'agit de sujets inconscients, soit passagèrement, durant des états crépusculaires épileptiques par exemple, soit définitivement, sujets aux facultés intellectuelles rudimentaires ou abolies, idiots ou déments, qui, automatiquement, parfois au cours d'une aveugle agitation, soit tranquillement, se mutilent.

Louis. — **Automutilation sexuelle. Impulsion.**

Journal de Médecine, 1758, décembre.

Un ouvrier serrurier avait fait une chute dans un escalier et était tombé sur la tête. Il ne perdit pas connaissance après sa chute, mais il se montra quelques jours plus tard triste, rêveur : il fuyait ses camarades : son imagination les lui représentait toujours prêts, ou à se moquer de lui, ou à lui jouer quelques tours. Ils l'abandonnaient à sa manie : seul dans sa chambre, pendant qu'ils étaient à se divertir, le dimanche 2 juillet, à 7 heures du soir, ce garçon, en se promenant, aperçoit un rasoir sur une planche ; il le prend et l'ouvre sans savoir ce qu'il va faire ; un instant après, il se coupe d'un seul coup, et très exactement au niveau du ventre, tout ce qui caractérise la virilité. Il fit encore quelques tours dans la chambre, sans aucune réflexion. Le sang qu'il perdait en quantité l'affaiblissait insensiblement ; il sentait sa tête se débarrasser et ses idées redevenaient nettes à mesure que le sang coulait...

Le blessé fut transporté à La Charité : « Il jouissait du sens et de la raison et me parut avoir plus de honte que de regret de son état. » Après suppuration légère, la guérison fut complète au bout de six semaines.

(1) Le palais impérial du Céleste-Empire compte environ deux mille castrats occupés à divers emplois.

Striction de la verge. Mort par suite de gangrène du scrotum. Paralysie générale.

Observation recueillie dans le service de M. le professeur agrégé Raviart, médecin-chef à l'asile d'Armentières.

D... Pierre, 49 ans, marié, entré à l'Asile, le 2 septembre 1907, avec le certificat suivant : « Est atteint d'agitation furieuse (déchire ses vêtements, se blesse lui-même, délire polymorphe). » Rien à signaler au point de vue de ses antécédents héréditaires et personnels. Il dit avoir subi un traumatisme il y a 20 ans, mais on ne peut être renseigné à ce sujet pas plus que sur les faits qui l'ont amené à subir une détention à la Maison centrale de Loos : c'est en sortant de cet établissement que D.... a été mis en observation et placé à Armentières.

Au point de vue physique, on note : le signe d'Argyll Robertson, du tremblement de la langue et des doigts, ainsi que de très nombreux stigmates de dégénérescence.

D'après le certificat de 24 heures, c'est « un débile mental ayant présenté avant son entrée une phase d'excitation calmée à présent ; malade désorienté, présentant de nombreux stigmates de dégénérescence et des signes de lésions cérébrales surajoutées ».

Le 4 septembre, on est obligé d'aliter D.., qui se montre très agité, déchirant tout ce qui lui tombe sous la main et cherchant à frapper ceux qui s'opposent à ses desseins. La nuit surtout, il se montre turbulent.

Le 15 septembre, on constate que, au cours de la nuit précédente, D... à l'aide d'un lambeau de toile arraché à sa chemise, s'est lié le scrotum et la verge au niveau de leur point d'attache. Le lien, qui était très serré, est immédiatement enlevé. Les organes génitaux externes sont violacés et le scrotum a atteint les dimensions de la tête d'un enfant de quatre ans ; la peau est également violacée au niveau de la partie supérieure et interne des cuisses. A l'aide du thermocautère, on fait sortir de ces tissus, en voie de sphacèle, une grande quantité de sérosité rougeâtre et on applique des pansements fréquemment renouvelés. La première miction eut lieu quatre heures environ après l'enlèvement du lien.

Cette gangrène du scrotum amena la mort de D..., le 17 septembre, sans qu'on ait pu obtenir du malade une explication justifiant son acte.

L'autopsie, pratiquée vingt-quatre heures après la mort, nous permit d'affirmer le diagnostic de méningo-encéphalite.

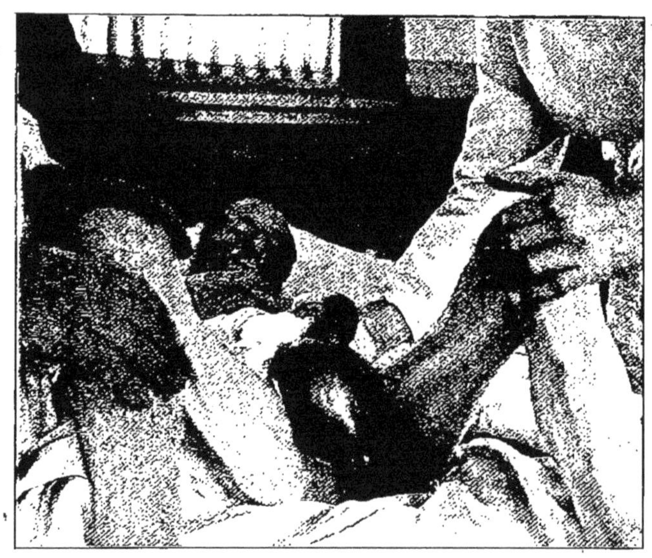

Striction de la verge et du scrotum chez un paralytique général.
(Cliché dû au talent de M. CANNAC, interne).

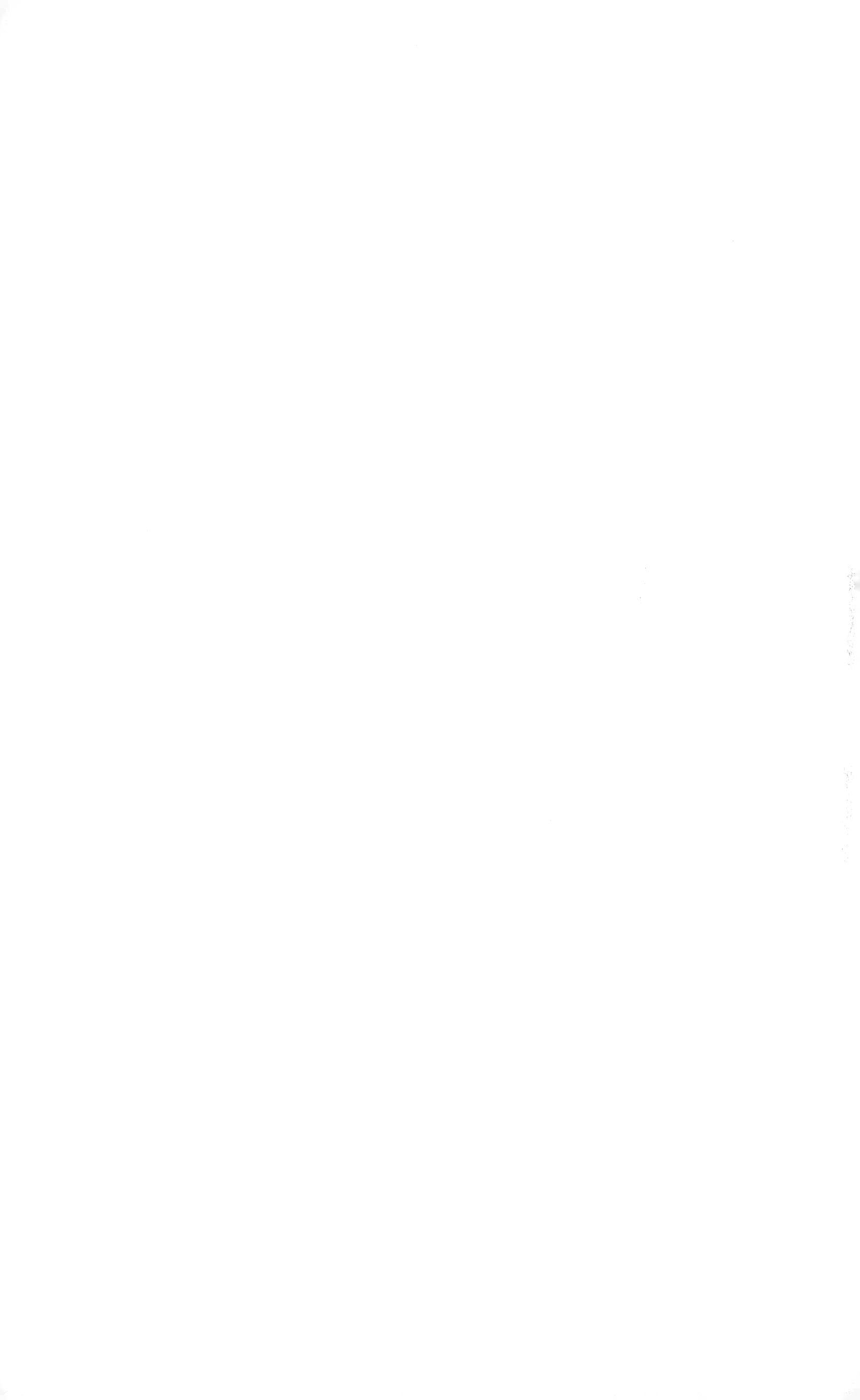

II. — AUTOMUTILATION SEXUELLE INDIRECTE

Nous n'avons pu réunir que quatre observations d'automutilation indirecte :

Dans la première, la mutilation est pratiquée dans un but érotique ; dans la seconde et la troisième, il s'agit de deux castrations opérées pour obtenir la guérison d'une maladie ; dans la quatrième, nous verrons un mystique avoir recours, après deux tentatives d'émasculation, aux bons offices de deux individus, qui lui rendent ce service.

LEGROS. — **Demi-castration. Extirpation totale du testicule droit. Réunion de la plaie. Guérison.**

Gazette des hôpitaux civils et militaires, 1847, p. 321.

Dans le courant de mai 1827, Henri Balke, cordonnier, marié, Saxon de naissance et domicilié à Paris, alla chez une fille publique qui demeurait dans la même rue que lui : « Ecoute, ma bonne, lui dit-il, je veux absolument du plaisir, et il n'est pas facile de m'en donner (je rapporte textuellement les expressions dont le malade s'est servi en me racontant son aventure).

« Voici ce que je te propose : Je vais me mettre sur le dos, tu te coucheras à cheval sur moi : puis tenant un tranchet de la main droite, tu feras passer la main gauche en arrière sous tes fesses et tu me saisiras les bourses ; quand tu verras que je suis au moment de l'éjaculation, tu feras passer également la main droite armée du tranchet derrière toi, et alors tu inciseras doucement et en appuyant de plus en plus sur la peau qui recouvre les testicules ; tu ne ne t'arrêteras qu'au moment où je t'en prierai. De cette manière mon plaisir, assaisonné par la douleur, sera d'autant plus complet que je ne te verrai pas agir et que j'ignorerai d'où me viendra une si grande jouissance. » La fille, qu'il sollicitait et qu'il payait, compatissant aux désirs que Balke lui exprimait, satisfit en tous points à sa demande. Balke sentit une très légère douleur, semblable à celle qu'aurait fait éprouver l'enfoncement d'une aiguille dans le testicule, et de plus un si grand plaisir qu'il l'oublia dans son ivresse, et que la fille, qui allait toujours coupant jusqu'à nouvel ordre, lui divisa entièrement le cordon testiculaire du côté droit et le scrotum du côté gauche.

L'opération achevée, elle se releva. Balke descendit du lit et, voyant le sang qui l'inondait et le testicule qui, séparé de son cordon, pendait en dehors et en bas, fut saisi d'épouvante. La malheureuse fille, toute troublée à cette vue, s'écrie : « Dieu ! qu'un homme est laid dans cet état ! » et prit la fuite. Balke, prenant alors ses bourses dans ses deux mains, alla tout courant au bureau central des hôpitaux et fut de là à l'Hôtel-Dieu, où il fut couché salle Saint-Bernard.

La plaie fut réunie à l'aide de rondelles de diachylon, simplement pansée et guérie en quinze jours.

X.... — **Auto-mutilation sexuelle indirecte pratiquée dans un but thérapeutique.**

Medical Times and Gazette, 1859, N° du 29 janvier, page 113. Citée par LÉLUT : Lettre sur la castration pour la guérison de l'épilepsie. *Gazette médicale de Paris*, 1859, p. 104 et 231.

Un Américain a fait le voyage d'Amérique en Angleterre, pour s'y faire traiter de l'épilepsie ; à la suite d'un traitement antérieur, il offre un remarquable exemple de la coloration noire due à l'emploi du nitrate d'argent. Il s'est rendu dans divers hôpitaux et y a été l'objet d'une attention méritée. Il avait pour but de se faire traiter de son épilepsie, soit par la trachéotomie, soit, surtout, s'il trouvait un chirurgien qui voulût l'entreprendre, en se faisant enlever les deux testicules, sa maladie, dans son idée, ayant pour point de départ ces organes.... M. HOLTHOUSE, de l'hôpital de Westminster, l'a complètement châtré il y a une quinzaine de jours.

LÉLUT ajoute au fait le commentaire suivant :

« Il ne fallait être ni bien savant ni bien hardi pour prédire « que ce malheureux, grâce à son opérateur, M. HOLTHOUSE, « perdrait ses testicules et garderait sa maladie : les accès « épileptiques du pauvre émasculé sont, après l'opération, « exactement ce qu'ils étaient avant. L'opérateur n'avait pas « vu qu'il avait affaire à un pauvre fou maniaque et épilep- « tique. »

Mutilation sexuelle indirecte.

Séance du Tribunal correctionnel de Rennes du 27 décembre 1888. Citée par PINOT : Etude médico-légale sur la castration. Thèse de Lyon, 1894, p. 56-57.

Journet a comparu samedi dernier devant le Tribunal correctionnel de Rennes sous l'inculpation d'homicide par imprudence.

Il était depuis longtemps employé au chemin de fer de l'Ouest quand il se fit une véritable réputation par son habileté dans l'art de « couper » les animaux.

Mis en demeure de choisir entre le métier de hongreur et son emploi au chemin de fer, Journet abandonna la Compagnie et s'établit à Chateaugiron.

Or, il y avait à Chateaugiron, un paysan original et maniaque, le nommé Masson, menuisier de son état. Le malheureux était atteint d'une maladie qui le faisait atrocement souffrir sans qu'aucun médecin eût pu en donner un diagnostic précis. On parlait d'une névralgie dans une partie interne du corps. Dans l'exaspération de sa souffrance, Masson poursuivait depuis deux mois le hongreur de ses obsédantes demandes.

Il désirait que Journet le délivrât de ses tortures en lui faisant subir la même opération qu'aux bêtes.

Un jour enfin, le 16 novembre dernier, Journet se décida à exaucer sa prière : il fit entrer Masson dans son « atelier » et, là, pratiqua, déclare-t-il, l'opération sollicitée.

Masson se sentit extrêmement soulagé. Il prit tout d'abord une boîte en fer blanc pour y renfermer la « pièce à conviction », qu'il désirait placer dans son caveau de famille. Puis, ce pieux devoir accompli, on le vit, pendant trois jours, parcourir d'un pas léger les rues de Chateaugiron, content comme un homme délivré d'un poids affreux et trottant comme un lapin.

Quatre jours après, pris tout à coup du tétanos, Masson était emporté en vingt quatre-heures.

Journet, le châtreur, a été condamné à trois mois de prison et 50 francs d'amende.

X... — **Automutilation indirecte chez un mystique.**

Rapporté par le *Moniteur du Puy-de-Dôme*, 31 oct. 1885.

Le Tribunal correctionnel de X.., dans son audience du 23 octobre, a eu à s'occuper d'une singulière affaire qui a été jugée à huis-clos ; les nommés D... et R... étaient accusés d'avoir opéré la castration sur le nommé B...

Il paraît que le fanatisme religieux a joué le plus grand rôle dans cette affaire.

B..., la victime, a été appelé comme témoin. Avec une certaine satisfaction, il a raconté tous les détails de l'opération et il a ajouté qu'il s'estimait « heureux que la main de Dieu se fût posée sur lui et se fût ainsi manifestée. »

Cet illuminé a revendiqué l'entière responsabilité de l'acte accompli sur sa personne ; il a avoué qu'à deux reprises différentes, il avait essayé de s'opérer lui-même, mais il n'avait pu réussir qu'à se blesser inutilement. C'est alors qu'il pria les accusés D... et R... de terminer l'opération qu'il avait si bien commencée. Ceux-ci ne se firent pas longtemps prier, et l'opération réussit, paraît-il, à merveille.

Le Tribunal, tenant compte des circonstances particulières

dans lesquelles le fait s'est produit, n'a condamné les accusés qu'à 5 francs d'amende.

Pendant que le Tribunal délibère et que le Président donne lecture du jugement, B... met un genou à terre et, la tête appuyée sur son parapluie, prie avec ferveur le Dieu des châtrés et appelle sur les accusés la grâce du Ciel.

RÉSUMÉ ET COMMENTAIRES

Tels sont les cas d'automutilation sexuelle que nous avons pu réunir : ils sont au nombre de soixante-seize.

Dans trente-huit observations l'âge des sujets nous est connu : quatre mutilateurs étaient âgés de moins de vingt ans et le plus jeune était entré dans sa seizième année à l'époque où il s'émascula ; onze de ces malheureux avaient de vingt à trente ans, onze de trente à quarante ans, cinq de quarante à cinquante ans, enfin, sept mutilateurs avaient de cinquante à soixante ans.

L'état civil des sujets est noté dans trente-quatre observations ; nous comptons : un veuf, neuf hommes mariés et dix-huit célibataires, dont sept sont des moines ou des prêtres.

Si nous étudions les procédés employés par les mutilateurs, nous voyons que presque toujours les sujets ont eu recours à un instrument tranchant :

Dans vingt-deux cas, la mutilation a été effectuée à l'aide d'un couteau ou d'un canif ; dans quinze cas, le sujet s'est servi d'un rasoir ; trois aliénés se sont émasculés à l'aide d'un morceau de métal aiguisé (fer, zinc, couvercle de boîte à sardines) ; deux malheureux se sont privés de leurs organes génitaux à l'aide d'un tranchet ; deux autres à l'aide de ciseaux ; un homme, frappé d'aliénation mentale, s'est servi d'une hachette, un autre d'un fragment d'assiette, un troisième de fragments de verre. Un mutilateur s'est arraché les testicules après s'être fait une ouverture au scrotum à l'aide d'un clou et d'une boucle de pantalon ; un délirant religieux est arrivé au même résultat au moyen de ses ongles ; un Annamite s'est écrasé les organes génitaux sur une barre ; enfin, deux aliénés se sont lié le scrotum et la verge au niveau du pubis.

Au point de vue des lésions intéressant les organes génitaux, il y a lieu de remarquer que certains individus s'enlevèrent les parties sexuelles en totalité, tandis que d'autres ne se firent qu'une mutilation incomplète ou même seulement une simple blessure.

Sur soixante-huit sujets, il y en eut vingt qui se retranchèrent à la fois scrotum et pénis ; vingt-et-un s'enlevèrent les deux testicules ; cinq se privèrent d'un seul de ces corps glandulaires ; dix individus pratiquèrent l'amputation du pénis seul ; treize malades se firent des blessures intéressant le scrotum ou la verge, sans aller jusqu'à la section complète d'un de ces organes ou à l'ablation d'un testicule : quelques-uns ne purent exécuter complètement leur dessein, soit par suite de l'intervention de leur entourage, soit parce que la vue du sang les frappa au point de leur faire abandonner leur projet.

Quel a été le sort de ces malheureux ? Tous les sujets qui s'amputèrent le pénis seul s'arrachèrent les testicules ou se firent des plaies intéressant seulement le scrotum ou la verge, survécurent à leurs blessures ; cependant, un suicideur qui s'était sectionné « les artères des parties génitales » succomba à l'hémorragie déterminée par la blessure qu'il s'était faite.

Des dix-huit malheureux qui se privèrent volontairement de leurs organes génitaux en totalité, trois seulement succombèrent, l'hémorrhagie n'ayant pu être arrêtée à temps. Il convient de signaler que cette dernière fut presque toujours considérable dans les cas de section complète de la verge ou du scrotum. Un seul de ceux qui s'étaient fait opérer par un complice succomba enlevé par le tétanos. Notons enfin que notre aliéné de l'Asile d'Armentières, qui s'était placé un lien au ras du pubis, mourut deux jours plus tard par suite de la gangrène des parties sexuelles.

Remarquons que rarement l'insensibilité à la douleur a été notée : elle n'a été signalée que dans quatre cas.

Si nous passons successivement en revue les observations que nous avons rapportées, en laissant de côté celles dans lesquelles l'état mental des sujets et les motifs pour lesquels la mutilation a été pratiquée nous sont inconnus, nous voyons que, dans dix-sept cas, celle-ci a été employée dans un but de *suicide*.

A ce sujet, il convient de remarquer que, parmi ces dix-sept individus, il en est dix qui ont fait précéder ou suivre la mutilation sexuelle d'autres pratiques ayant pour but d'amener la mort, ou même, qui, comme dans le cas de Brierre de Boismont, ont employé, avant et après s'être fait des plaies aux organes génitaux, divers moyens de suicide tels que la submersion, la précipitation d'un lieu élevé, etc.

Le mélancolique d'Andréa Verga s'ouvre la gorge après s'être émasculé ;

Avant de pratiquer l'automutilation sexuelle, le lypémaniaque d'Archambault supplie vainement son entourage de lui procurer du poison et tente à plusieurs reprises de se jeter dans un puits ;

Après s'être enlevé scrotum et testicules, le malheureux dont nous avons emprunté l'histoire au journal *Le Droit* se fait une ouverture à la paroi abdominale, puis une incision au cou ;

Le monomane de Brierre de Boismont se fait des blessures au cou, se sectionne la verge et s'ouvre enfin le ventre ;

Le malade de Jullien, après s'être fait sauter le pénis d'un coup de rasoir, essaie de tous les moyens propres à se donner la mort ;

Il en en est de même du sujet d'Hospital qui essaie à plusieurs reprises de se fracturer le crâne avant de s'ouvrir le scrotum ;

Après avoir tenté de se noyer, le montagnard dont Weigel nous rapporte l'histoire s'enlève scrotum et pénis et se fait de profondes blessures au cou ;

Le malheureux dont le cadavre fut examiné par le Docteur Socquet, s'était jeté à l'eau après s'être excisé une notable portion de la verge ;

Enfin, le mélancolique qui fait l'objet de l'observation du Professeur Marie se mutile, puis tente de se précipiter du haut d'un escalier et finit par mourir à la suite d'accidents occasionnés par l'ingestion de corps étrangers.

Notons encore que les observations dans lesquelles l'état mental des sujets est nettement décrit se rapportent à quatre cas de mélancolie-suicide et à un cas de délire mélancolique à teinte mystique.

Passant ensuite à *l'automutilation sexuelle proprement dite*, nous voyons qu'elle a été pratiquée seize fois par des sujets en proie à un délire quelconque et vingt fois par des individus non délirants.

Chez les premiers, elle a été dictée soit par des idées mystiques et de culpabilité (6 cas), soit par des idées de grandeur (2 cas), soit enfin par d'autres conceptions délirantes (8 cas).

Parmi les automutilateurs à idées mystiques et de culpabilité, nous avons classé celui dont Ruggieri nous rapporte l'histoire ; bien que nous ne soyons pas renseigné très exactement sur les motifs qui ont poussé le sujet à s'émasculer, il semble cependant que cet acte lui ait été imposé, comme son crucifiement, par un ordre émanant de la Divinité.

Dans les cinq autres observations la mutilation est nettement dictée par des idées religieuses :

L'imbécile observé par Morel « veut mourir pour ce Sauveur, pour ce Sauveur » et tente de se couper la verge à l'aide d'un morceau de fer aiguisé à cet effet, « afin de gagner le Ciel ».

Le malade de Solaville est atteint de « lypémanie religieuse » ; il croit avoir tué sa femme : il est donc « damné et privé à jamais de la vue du Seigneur » ; en se sectionnant les organes génitaux, il ne fait qu'obéir « aux ordres qu'il a reçus d'en haut » ;

Le maniaque de Fusier s'extirpe les testicules « afin de se soustraire aux désirs de la chair et être ainsi pur et digne de Dieu ». Se considérant comme un instrument des arrêts divins, il met le feu à une habitation parce que cela lui est commandé par la Divinité.

Le mystique dont un journal d'Algérie nous rapporte l'histoire, s'arrache les organes génitaux à l'aide de ses ongles, « espérant ainsi gagner le Ciel et s'affranchir de ses iniquités ».

En se sectionnant la verge à l'aide de ses ciseaux de tailleur, le délirant religieux observé par le Docteur Kéraval n'a d'autre but que d'être agréable à la Divinité : son dessein accompli, il demeure persuadé « qu'il a fait plaisir à Dieu en lui faisant le sacrifice d'une partie de son corps ».

Dans deux cas, l'acte mutilateur commis par des paralytiques généraux a été dicté par des idées délirantes de grandeur : l'un des sujets tente de se couper la verge en quatre morceaux « afin d'augmenter sa puissance génésique, déjà extrême » ; l'autre se prive de ses testicules « pour démontrer que sa nature est tellement forte qu'il pourra faire des enfants tout de même ».

Il n'est pas que des mystiques et des mégalomanes qui se mutilent : les idées délirantes les plus diverses conduisent certains aliénés à se sectionner les parties sexuelles : témoin cet alcoolique qui, accusant, lorsqu'il est ivre, ses organes génitaux d'être la cause de ses déboires, tente de les supprimer ;

Un autre aliéné se mutile « parce que ses testicules le gênent » ;

Le malade de Petit n'ayant plus d'érections, estime qu'il

y a lieu de se séparer « d'organes encombrants et inutiles » et essaie de se châtrer ;

Le maniaque dont Sinclair nous rapporte l'histoire s'enlève un testicule, persuadé qu'il est que « celui-ci ne lui appartient pas », puis s'extirpe l'autre qu'il avale, « afin qu'on ne le lui dérobe pas » ;

Le sujet de Brachet se prive de ses organes génitaux en totalité afin de se transformer en femme ;

Le paralytique général de Garnier essaie de se couper les testicules « pour voir ce qu'il y a dedans » ;

Un alcoolique, « préoccupé par l'idée de quitter une maîtresse pour contracter un mariage avantageux » s'excise verge et scrotum ;

Enfin, un jeune hypochondriaque, adonné à des pratiques excessives de masturbation, se fait sauter le pénis à l'aide d'un rasoir, parce qu'il vient de lire dans la Bible cette phrase : « Si ta main droite te cause du chagrin, coupe-la. »

En pratiquant l'automutilation les individus non délirants ont obéi aux mobiles les plus divers :

Nombreux sont les hommes qui se sont enlevé les organes génitaux à seule fin de lutter contre l'excitation sexuelle et de rester chastes : Laugier, Maistral, Blandin, Curling, Le Dentu, etc., nous ont fourni plusieurs cas de mutilation ainsi motivée.

Chez d'autres sujets, la castration n'est qu'un moyen de se soustraire aux réactions génitales. C'est ainsi que nous avons rapporté le cas de cet instituteur de Kiew qui, après avoir violé une fillette, s'enlève les testicules « pour se débarrasser de la cause de ses tourments » ; un motif semblable est invoqué par un vieillard observé par Curling, qui, sur le point d'être renvoyé de l'asile d'indigents où il était hospitalisé parce qu'il avait abusé d'une idiote, se castre « pour se débarrasser des organes qui ont causé sa perte ».

Le sujet de Davies tente de s'émasculer, « parce qu'il ne peut plus se livrer au coït depuis que sa femme est malade ».

Dans un cas, l'automutilation a été pratiquée par un individu (obs. de Sernin) désireux de se procurer des jouissances nouvelles et de réveiller ses sens endormis.

Cinq fois, l'ablation partielle des organes génitaux a été pratiquée dans un but thérapeutique : deux épileptiques ont cru, en s'enlevant les glandes testiculaires, voir cesser leurs crises ; deux masturbateurs ont vu dans la castration un moyen de se débarrasser de leur déplorable habitude ; enfin, un Canadien s'enlève un testicule, persuadé qu'il est de voir se tarir un écoulement blennorhagique compliqué d'orchite dont il souffre depuis longtemps.

Notons enfin qu'il est un cas de castration (celui de Matignon) dont le motif apparaît comme très singulier : nous voulons parler de ce Chinois qui, tombé dans l'extrême indigence, s'ampute les organes génitaux afin de les mettre en gage au Mont-de-Piété !

Il est bien évident que, s'il s'agit dans les cas précédents de sujets non délirants, il ne s'ensuit pas qu'ils doivent être considérés comme des individus normaux, et l'état psychopathique de la plupart d'entre eux ne paraît pas douteux, attesté qu'il est par les attentats à la pudeur antérieurement commis, les perversions sexuelles et d'une façon générale par la disproportion entre la cause et l'effet.

Que dire des deux cas d'automutilation inconsciente rapportés dans notre travail ?

Le coup de rasoir que se porte le malade observé par Louis doit être attribué à une impulsion aveugle, difficile à expliquer : le malheureux ne sait ce qu'il va faire de l'instrument qu'il vient de trouver ; l'acte une fois accompli, notre castré « reprend ses esprits » et voit « ses idées redevenir nettes ».

En se plaçant un lien très serré à la racine de la verge et du scrotum, notre malade de l'Asile d'Armentières semble avoir obéi à ce besoin insatiable de mouvement que l'on rencontre si fréquemment chez les paralytiques généraux.

Les cas d'*automutilation sexuelle indirecte* rapportés par nous ont été dictés par des motifs analogues à ceux qui ont été signalés dans nos commentaires ayant trait aux observations d'automutilation directe :

L'un des sujets voit dans la castration un moyen de faire cesser les crises d'épilepsie auxquelles il est fréquemment sujet ; un autre se fait taillader le scrotum afin de voir s'augmenter la jouissance qu'il éprouve en pratiquant le coït.

Quant au mystique dont nous avons emprunté l'histoire à un journal du Puy-de-Dôme, il semble que ce malheureux ait obéi à des idées délirantes religieuses en se faisant châtrer, puisque, une fois l'opération terminée, « il s'estime heureux que la main de Dieu se soit ainsi posée sur lui... »

CHAPITRE III

AUTOMUTILATION OCULAIRE

> Que si ton œil te fait tomber dans le péché, arrache-le et jette-le loin de toi ; car il vaut mieux que tu entres dans la vie éternelle, n'ayant qu'un œil, que d'avoir deux yeux et d'être jeté dans la géhenne du feu.
>
> (Evang. St-Mathieu XVIII. 9.)

De tous les actes que nous avons rapportés dans notre travail, ceux auxquels sera consacré ce chapitre sont parmi les plus effrayants ; heureusement qu'ils sont d'une rareté relative et que peu d'aliénistes ont eu l'occasion de les observer. Blondel leur a consacré un chapitre de son excellent travail sur les automutilateurs et, tout récemment, Bellion a soutenu à Bordeaux une thèse qui leur est exclusivement consacrée. Ce dernier auteur s'est du reste placé surtout au point de vue ophtalmologique; nous n'envisagerons au contraire ici que le côté psychiâtrique. Il va sans dire que nous avons fait de nombreux emprunts aux travaux que nous venons de citer.

AUTOMUTILATION OCULAIRE DANS L'ANTIQUITÉ

Nous n'avons pas trouvé d'exemple d'automutilation oculaire dans l'antiquité. Seule, la légende nous a fourni la fiction d'Œdipe, et c'est à Sophocle que nous devons la conception du héros thébain s'arrachant les yeux.

Œdipe, fils de Laïus, roi de Thèbes, abandonné dès sa naissance, est recueilli par le roi de Corinthe qui le traite comme s'il était son fils. A l'âge d'homme, en raison de son origine inconnue, il se voit en butte aux sarcasmes de la Cour et quitte cette contrée. Parcourant l'Hellade, il rencontre son père qu'il ne connaît pas et qu'il tue au cours d'une querelle ; après avoir deviné l'énigme du Sphinx et être ainsi devenu roi de Thèbes et époux de Jocaste sa véritable mère, il apprend tout à à coup qu'il est tout à la fois parricide et incestueux, et que Jocaste vient de se pendre. A la nouvelle de ce dernier malheur, Œdipe accourt près du cadavre et, détachant les agrafes du manteau qui enveloppe le corps, s'en sert pour se mutiler.

En agissant ainsi Œdipe n'a pas voulu se suicider, mais infliger une punition à ses yeux qui, manquant de clairvoyance, ont permis qu'il perpétrât le meurtre et l'inceste.

Sur la scène Œdipe donne un autre motif à son acte : il a voulu ne plus voir jamais les témoins de ses forfaits et tout ce qui pourrait lui rappeler son ignominie.

En dehors de la légende du roi de Thèbes, il est cependant dans l'antiquité un cas d'automutilation oculaire : nous voulons parler de Démocrite, qui se serait aveuglé en se crevant les yeux. Il nous faut le citer, bien qu'il nous paraisse très contestable : en effet Cicéron (« De finibus » liv. V. 19), semble douter de l'authenticité du fait, et d'autre part Aulu-Gelle (« Nuits attiques », liv. X, 17) raconte que le philosophe abdéritain aurait provoqué sa cécité en s'exposant aux ardents rayons du soleil, et en déterminant ainsi un scotome, ce qui ne constituerait pas à notre avis une mutilation proprement dite.

De ce rapide exposé il semble résulter que l'automutilation oculaire ait été un fait exceptionnel dans l'antiquité, puisqu'on ne peut en citer un exemple véritablement historique. A part ces deux faits, évidemment légendaires, nous n'avons trouvé aucun exemple positif d'automutilation oculaire, ce qui semblerait démontrer que les cas en ont été excessivement rares.

ÉTUDE CLINIQUE

Nous rapportons ci-après toutes les observations que nous avons pu trouver sur ce sujet : il n'en est pas de personnelle ; toutefois le fait suivant, dont nous avons été témoin et qui est rapporté au chapitre V de notre travail, se rattache, on va le voir, à l'étude de l'automutilation oculaire : il s'agit d'un pauvre malade atteint de psychose maniaque-dépressive, qui avait, disait-il, « le diable en possession et en vue » et qui supplia un jour l'interne de garde et le surveillant de vouloir bien lui attacher solidement les mains de façon qu'il ne puisse s'arracher les yeux. Nous en rapprocherons le cas signalé par Briand (cité par Dupain, Étude clinique sur le délire religieux, p. 191,) dont un malade, qui présentait des idées de culpabilité et de damnation, se rendit au commissariat de police en demandant qu'on lui arrachât les yeux. Rappelons encore celui de Krafft-Ebing, qui a trait à un épileptique débile et alcoolique, atteint de folie circulaire, qui parlait de se sacrifier un œil « si ce sacrifice pouvait être agréable à Dieu ».

Dans les observations suivantes, la mutilation a été effectuée ou tentée de l'être plus ou moins complètement ; on verra que c'est suivant un même mécanisme que l'énucléation fut produite, et presque toujours aussi c'est chez des malades mélancoliques que le fait est survenu.

Il est des observations dans lesquelles le *mobile* qui a conduit le sujet à se mutiler nous est *inconnu* ; ce sont ces cas que nous avons rangés dans une première catégorie.

Wachsmuth. — **Arrachement d'un œil pendant un raptus catatonique.**

Allg. Zeitschrift fur Psychiatr., 1907, t. LXIV, 5.

Soudainement, au cours d'un raptus catatonique, une aliénée s'arrache un œil. Cette malade est persuadée qu' « un « animal a pénétré à l'intérieur de son corps ; elle est devenue

« une bête; le diable occupe son lit; elle croit être une mon- « tagne; sa pensée résonne dans son cerveau. » Perplexe, « elle dit qu'il n'y a que son cerveau qui puisse l'aider, « qu'il faut qu'elle meure », et brusquement elle s'extirpe un œil à l'aide de ses doigts.

DEHN. — **Automutilation oculaire ; excitation maniaque.**

Archiv für Ophtalmologie, 1894, BELLION, thèse de Bordeaux 1908, p. 22.

Une jeune fille de 15 ans, sans antécédents héréditaires ni personnels, est frappée subitement d'aliénation mentale ; elle crie, gesticule, se déshabille sans cesse ; on l'enferme dans une chambre où elle reste jusqu'à ce que sa mère, la croyant calmée, lui ouvre la porte et la trouve, le visage et les mains couverts de sang, les yeux crevés.

A gauche, le globe oculaire est complètement vidé ; des lambeaux de conjonctive et de muscles sortent de la fente palpébrale. Le bulbe est déchiré à sa périphérie, dans sa partie supérieure et médiane. La portion de la coque oculaire déchirée est retournée, en sorte que la face profonde de la cornée est projetée en avant.

A droite, la partie supérieure de la sclérotique présente deux ouvertures du diamètre d'un crayon, qui laissent sortir du sang coagulé.

Les deux globes oculaires furent réséqués. La psychose ne présenta aucune amélioration.

A noter que, quelques semaines après cet événement, la mère de la malade fut atteinte d'un accès très violent de psychose aiguë, ce qui nécessita son internement dans un asile d'aliénées, d'où elle sortit guérie quelque temps après.

CROUIGNEAU. — **Énucléation volontaire chez une mélancolique.**

Bulletin et Mém. de la Soc. de Médecine prat. 1887.

Journal de Médecine de Paris, 1887.

Une mélancolique avait déjà tenté à plusieurs reprises de se mutiler. Un jour, « elle saisit de sa main gauche le globe oculaire droit, l'arracha complètement avec trois centimètres de nerf optique et le lança sous le lit voisin. » Du côté gauche, la mutilation aboutit à la rupture du muscle droit inférieur. Quelques secondes avaient suffi à la malade pour se blesser si cruellement.

COGGIN. — **Automutilation oculaire au cours d'une crise d'excitation dans un cas de délire religieux.**

Archives of Ophtalmologie, 1900.

Cité par BELLION, thèse de Bordeaux, 1908, p. 24.

Un Anglais, Alfred T..., âgé de 30 ans, essaya de s'arracher les yeux au cours d'une crise d'excitation religieuse. La cornée et les membranes de l'œil droit étaient adhérentes au nez, — le globe oculaire ayant été complètement éviscéré ; — le cristallin ne put être retrouvé.

Le muscle droit interne de l'œil gauche était arraché au niveau de son insertion ; la chambre antérieure était pleine de sang. Des sutures furent placées sur la sclérotique de l'œil droit que la victime avait très régulièrement déchirée avec ses ongles. A gauche, le muscle droit interne fut raccourci — son tendon ayant été élongué — et suturé. La guérison s'effectua normalement. Le malade aveugle de l'œil droit resta interné tant que dura son état d'excitation.

STELLWAG VON CARION. — **Extirpation du globe oculaire droit.**

Die Ophtalmologie von naturwissens-chaftlichen standpuncke, 1855-58, t. II, p. 128, BELLION, thèse de Bordeaux, 1908, p. 16.

J'ai observé le cas suivant : un fou s'était arraché totalement de l'orbite le globe oculaire droit au moyen du pouce enfoncé dans l'orbite à la manière tyrolienne, et l'avait jeté à terre. Le bulbe avait été extrait comme avec un bistouri et avait été enlevé de la capsule de Bonnet intacte. Tous les muscles avaient été sectionnés nettement au niveau de leur tendon, au ras de la sclérotique. La guérison suivit par suppuration et bourgeonnement.

WHITE COOPER. — **Tentatives d'extirpation du globe oculaire.**

Wounds and injuries of the eye, 1859, p. 312, BELLION : thèse de Bordeaux 1908, p. 16.

« J'ai observé deux cas de véritable dislocation du globe « oculaire.

« Dans l'un, un jeune homme, dans un accès de folie, « essaya d'arracher son œil et réussit à l'entraîner hors des « paupières. Dans l'autre cas, les attaches du globe oculaire « furent sérieusement lésées.

« Chaque fois, le globe rentra en place, en donnant lieu « à un petit ressaut dès que les paupières furent suffisam- « ment écartées. La vue ne fut lésée dans aucun des deux « cas. »

AXENFELD. — **Double luxation du globe oculaire avec rupture des muscles droits chez un aliéné.**

Zeitschrift für Augenheilkunde, 1899, p. 127, citée par BELLION, p. 24.

Un aliéné, introduisant les doigts dans la cavité orbitaire et les faisant agir comme levier s'appuyant sur le rebord de l'orbite, se fit une double luxation du globe avec rupture des muscles droits et déchirures nombreuses de la conjonctive et des paupières. Les nerfs optiques restèrent indemnes.

Axenfeld a publié quatre autres cas identiques qui lui ont été communiqués.

Falga (de Budapest). — **Automutilation oculaire**, d'après Szigeti.

Communication au Congrès international de médecine légale, 1900.

« Falga a vu un aliéné s'arracher les deux yeux à l'aide de ses ongles. »

Voici, maintenant, les cas de deux sujets qui n'ont eu en se mutilant d'autre but que le *suicide*.

Martinenq. — **Automutilations répétées chez une mélancolique.**

Ann. Méd. psych. 1884, t. XII, p. 425.

Mme M..., sans antécédents héréditaires ni personnels, nourrit successivement ses trois enfants et tombe, lors du dernier sevrage, dans un état d'apathie et d'abattement qu'une maladie de son mari ne fait qu'accentuer. Sombre et taciturne, elle est tout au remords, aux idées noires : elle voudrait se confesser et mourir ensuite. En proie à des hallucinations auditives et visuelles, elle assiste au meurtre de ses enfants dont elle entend les cris de douleur, se figure que c'est elle qui les a assassinés et croit entendre des voix qui lui reprochent son crime.

Le soir du 1er février 1884, elle s'enfuit à moitié vêtue : son mari, auquel elle a crié « adieu », la rattrape dans sa course éperdue et la trouve en train d'avaler le contenu d'une boîte de pilules d'opium. Le lendemain, elle tente de se jeter dans la Seine et résiste à ceux qui veulent s'opposer à son dessein.

Le 3 février, elle monte sur le toit et, armée d'un compas de géomètre, s'en perce le côté gauche.

La malade est amenée à l'asile ; très délirante, elle s'accuse de crimes imaginaires : il lui semble que tout le monde la nargue ; elle entend ceux qui l'entourent lui répéter qu'elle est indigne.

La pointe du compas, s'étant séparée du corps de l'instrument, a pénétré sous la dernière côte à cinq travers de doigt de la ligne médiane, dans l'abdomen où elle est restée ; l'extrémité antérieure de cette pointe se trouve à plusieurs centimètres en dedans de l'orifice d'entrée.

La malade se montre tranquille durant 24 heures ; subitement, vers quatre heures du matin, sans qu'on puisse prévenir son dessein, Mme M... plonge les doigts dans les orbites pour s'arracher les yeux; on parvient à l'empêcher d'achever son œuvre de destruction.

L'œil droit, auquel adhèrent vingt-cinq millimètres de nerf optique, a été complètement extirpé; on le retrouve sous un lit voisin. A gauche, la capsule est déchirée, l'œil est projeté en dehors et en haut, le muscle droit inférieur est déchiré. On refoule dans la capsule le globe oculaire gauche qu'on maintient en place derrière les paupières fermées.

La malade, absorbée dans son délire, ne manifeste aucune douleur; elle ne veut plus voir son mari ni ses enfants, dont elle est indigne et pour qui elle est un objet de répulsion.

Le 16 février, la malade, paraissant à peu près calme, est chloroformée: la pointe d'acier, mesurant 9 centimètres, est extirpée.

Une nouvelle crise éclate le 20 février. Ne pouvant briser ses liens ni se fracturer la tête contre son lit, Mme M... se mord avec fureur les lèvres qui sont traversées par les dents de part en part.

Cependant la malade finit par se calmer peu à peu; les hallucinations disparaissent; il ne reste plus qu'un état lypémaniaque sans agitation, avec torpeur cérébrale et quelques idées délirantes. L'œil gauche, dont la vision est excellente, a repris, à peu près, sa position normale.

Le 1er avril, le délire a complètement disparu et les sentiments affectifs, si profondément pervertis, reprennent leur vivacité. Le 19 juin, la malade sort complètement guérie.

Lafon. — **Automutilation oculaire chez un malade atteint de mélancolie dépressive avec idées délirantes de culpabilité et de ruine.**

Recueil d'ophtalmologie, 1907, citée par Bellion, p. 25.

Jean L...., 40 ans, négociant. Sans antécédents personnels, il offre par contre une hérédité chargée: de ses deux demi-frères, l'un est mort interné, l'autre était sujet à des crises convulsives dans son jeune âge; sa mère a été internée pour une mélancolie d'involution sénile.

J. L... s'affectait pour les moindres choses; ses affaires, bien que prospères, le préoccupaient beaucoup.

Il perd un procès engagé contre son associé et est condamné à verser à celui-ci une somme de 3,000 fr., qu'il prétend ne pas lui devoir. Dès ce moment il devient sombre et ne peut se livrer à aucun travail soutenu. Les idées délirantes apparaissent (soupçons à l'égard de ses amis, craintes d'être trompé par ses employés), en même temps que la tristesse et la dépression intellectuelle augmentent.

Le 23 février 1907, à 7 heures du soir, son caissier lui apprend qu'il va arrêter les comptes de la semaine. Jean L. court s'enfermer dans les cabinets d'aisance. Son fils, percevant un bruit insolite, accourt et trouve son père qui, la figure ensanglantée, se frappait la tête contre les murs.

J. L..., qui porte une plaie au sommet de la tête, est conduit à l'hôpital, où l'on constate que les paupières sont très tuméfiées, infiltrées de sang ; la conjonctive présente des plaies anfractueuses et irrégulières.

Le négociant raconte que, croyant devoir être mis en faillite, il avait décidé de se suicider, et, pour ce faire, avait tenté de se crever les yeux en appuyant ses pouces de toutes ses forces contre les globes.

A deux reprises, il tenta encore de mettre fin à ses jours en se frappant la tête contre les murs et en se serrant le cou avec les mains.

La cécité est totale ; les yeux, ayant été désorganisés par les violentes contusions, évoluent vers l'atrophie.

Dans une troisième catégorie, nous avons rangé les cas d'automutilation oculaire dictée par des *idées délirantes*, le plus souvent de nature *religieuse* et de *culpabilité* : c'est ainsi que nous citons l'observation d'un malade qui s'est arraché les deux yeux « pour se punir d'avoir péché par son regard ».

ELLIS. — **Tentative d'automutilation oculaire chez un mélancolique.**

Traité de l'aliénation mentale : traduct. ARCHAMBAULT, 1840, p. 100.

W. A..., marchand, âgé de 36 ans, marié, fut vivement alarmé, il y dix ans, par les paroles de l'Ecriture Sainte contre le péché d'intention. Elles firent une impression tellement puissante sur lui que, pendant 15 jours, il ne put dormir. Son esprit se dérangea : il fut envoyé dans un hôpital et, de là, promptement déposé dans une maison de fous particulière. N'y trouvant aucune consolation religieuse, il se détermina à faire quelque sacrifice pour en obtenir. Dans ce but, prenant les paroles de l'Ecriture à la lettre, il essaie de s'arracher l'œil droit. Cette mutilation est prévenue, mais le malade reste dans l'accablement, se tient continuellement à genoux et repousse toute espèce d'encouragement et toute consolation.

W. A... est transféré à l'asile d'Hanwell, « où il demeure l'esprit tantôt bien, tantôt dérangé ».

MOREL. — **Énucléation volontaire chez une mélancolique.**

Traité de maladies mentales, 1852, t. I, p. 435 ; t. II, p. 165, *Ann. méd. psych.*, 1867, t. IX, p. 306.

Une hystérique de l'asile de Maréville, fréquemment

sujette à des crises d'excitation, s'arrache les deux yeux « pour se punir d'avoir péché par le regard ». Elle avait tenté à plusieurs reprises de se suicider.

IDELER. — **Énucléation volontaire chez une aliénée atteinte du délire de la persécution.**

Allgemeine Zeitschrift für Psychiatrie und psychischgerichtliche Medicin, t. XXVII. Bellion : thèse de Bordeaux, 1908, p. 17.

Une fille de 34 ans, séduite et rendue enceinte par son maître, avait donné le jour à un enfant qui mourut quelques jours après sa naissance. Cette malheureuse était, depuis lors, atteinte du délire de la persécution avec agitation et hallucinations religieuses. On l'interna dans un asile. Un matin, une gardienne la trouve occupée à s'arracher l'œil droit ; le globe oculaire gauche avait disparu et l'orbite vide laissait voir des lambeaux de conjonctive et de tissu cellulaire, ainsi que des pelotons adipeux ; à droite existait une exophtalmie très prononcée. La gardienne était heureusement survenue à temps pour préserver l'œil droit. La blessure que cette fille s'était faite avec les doigts guérit en 15 jours.

Interrogée sur le mobile de son acte, l'aliénée déclara avoir entendu la voix de Dieu et, quelque temps après, avoir vu un homme de feu : « Donne-moi tes oreilles, fends-toi la tête », lui disait le fantôme. Après s'être frappé la tête contre les murs elle tente de s'arracher les oreilles, puis décide de s'extirper les yeux. La douleur est vive dès les premiers essais qu'elle fait ; mais la voix l'exhorte à surmonter la souffrance, et la malheureuse n'abandonne pas son projet. Elle prétend alors avoir perdu connaissance et ne peut expliquer comment elle a réussi à arracher complètement son œil gauche.

ADAM (J.). — **Délire religieux; automutilation oculaire.**

Journal of mental science, 1883, juillet, p. 213. Cité par BLONDEL, thèse de Paris 1906.

Une femme, âgée de 45 ans, est internée à la suite de plusieurs tentatives de suicide. Son délire très actif offre un caractère religieux. Une heure et demie après son admission, elle se crève l'œil droit et il faut la surveiller de très près pour l'empêcher de faire subir le même sort à l'œil gauche. Durant deux années, elle refuse toute nourriture et renouvelle ses tentatives d'énucléation : de plus elle essaye de se mettre la tête dans le feu. La malade se remet ensuite à s'alimenter; elle entend des esprits et des voix qui lui ordonnent de se mutiler ; elle voit ses enfants dans le feu et tente de se mettre la tête à côté d'eux. Elle se croit indigne de vivre « car elle est mauvaise ». Peu à peu une amélioration relative se manifeste, car, si le délire subsiste, ses réactions sont moins vives et exigent moins de surveillance.

HOWDEN. — **Automutilations multiples chez une maniaque.**

Journal of mental science, 1882, p. 49; cité par BLONDEL, thèse de Paris 1906, p. 28.

Une femme de 26 ans est internée une première fois en 1855. Les antécédents héréditaires sont chargés : le père est un alcoolique, la mère une débile qui sera internée plus tard pour démence épileptique; un de ses frères, séquestré dans un asile, s'est arraché un œil; une de ses sœurs se fera interner à l'âge de 24 ans. Le diagnostic de manie aiguë est porté. S'imaginant que Dieu lui ordonne de se mutiler, elle tente de s'arracher la langue et réussit à s'en couper un morceau, malgré la surveillance dont elle est l'objet.

Améliorée, elle sort de l'asile, où elle rentre dix ans plus tard pour manie et tendance au suicide : elle pense que Dieu lui ordonne de se brûler elle-même pour purifier son âme; les aliments qui lui sont présentés sont immondes et Dieu lui défend d'y toucher.

Elle tente à plusieurs reprises de s'arracher la langue. Après un an de séjour à l'asile, elle sort et rentre quelques mois plus tard; Dieu lui a défendu de manger et lui a ordonné de s'arracher la langue, de se mutiler; elle se blesse cruellement aux bras et, s'introduisant la main dans le vagin, elle le lacère profondément. La nuit suivante, elle s'arrache l'œil gauche qui est amené complètement hors de l'orbite. Elle tente à plusieurs reprises de s'arracher la langue. Puis son état s'améliore; elle se nourrit bien et travaille un peu, mais son délire persiste.

IDELER. — **Extirpation des globes oculaires chez une malade atteinte de délire religieux.**

Allgemeine Zeitschrift für Psychiatrie und psychischgerichtliche medicin, t. XXVII, cité par BELLION, p. 16.

Une veuve, âgée de 43 ans, internée dans un asile rural, s'arracha les deux yeux au cours d'un accès de manie religieuse. On la trouva occupée à extirper à l'aide de ses doigts les lambeaux des muscles oculaires dépassant les paupières; ce faisant, elle criait : « Mes yeux ne sont-ils pas encore arrachés? » Les doigts avaient tordu et arraché les globes oculaires qu'on retrouva sur le plancher. Cette blessure guérit sans provoquer de symptômes cérébraux.

Pour terminer, rapportons ce cas d'automutilation oculaire accompli en dehors de toute idée délirante.

Un prisonnier qui se crève les yeux.

Le Monde, 24 septembre 1885.

New-York, 23 septembre. — Olivier Curtis Perry avait été condamné à 49 ans de prison pour avoir attaqué et tenté de dévaliser un train sur le New-York Central Railway au mois de février 1882 et pour d'autres exploits du même genre.

Enfermé dans la prison d'Auburn, il s'évada au mois d'octobre suivant, mais fut repris le lendemain.

En 1883, il devint fou et fut conduit à l'asile d'aliénés de Matteawan, d'où il s'évada au mois d'avril dernier. Il fut encore repris et enfermé.

Hier le malheureux a fait une nouvelle tentative pour recouvrer sa liberté. Il s'est percé les yeux avec une aiguille, convaincu qu'une fois aveugle il serait immédiatement grâcié du restant de sa peine.

RÉSUMÉ ET COMMENTAIRES

Telles sont les observations d'automutilation oculaire que nous avons pu réunir ; quelques remarques s'imposent à leur sujet. Tout d'abord, en ce qui concerne sa réalisation, sauf dans le dernier cas rapporté, le procédé est toujours le même : c'est avec les doigts seulement, et jamais avec l'aide d'un instrument quelconque que les sujets ont opéré. Les conséquences sont généralement pareilles ; sauf quelques exceptions, l'énucléation a été complète. Dans un cas, celui de Lafon, la cécité résulta de la compression des globes oculaires, dans ceux de White Cooper, le globe oculaire rentra en place après avoir été entraîné au dehors. Dans quatre cas, il y a eu énucléation bilatérale, et dans neuf cas elle fut simplement unilatérale.

Dans 17 cas où le sexe est signalé, les automutilations oculaires ont été exécutées par huit hommes d'une part et par neuf femmes d'autre part.

Sur les trois cas se rapportant à des hommes dont nous connaissons l'âge, il s'agissait de malades âgés respectivement de 30, 36 et 40 ans ; quant aux femmes, elles avaient 15, 26, 34, 43 et 45 ans.

A noter la rareté des complications chez ces malades, qui tous survécurent.

Sauf pour quelques observations où les renseignements font défaut, et à part quelques cas, tels que celui de DEHN, on peut constater que c'est toujours consécutivement à des conceptions délirantes de nature mélancolique que l'énucléation s'est produite. Qu'il en ait été ainsi, rien d'étonnant à cela, et l'énucléation oculaire pouvait être à bon droit considérée par ces malades comme une cruelle expiation des maux qu'ils avaient pu commettre.

Dans quelques cas (obs. de LAFON), l'automutilation oculaire n'a été qu'un moyen grâce auquel les malades espéraient se donner la mort. Souvent, ce sont des voix qui ordonnent aux malades de se mutiler.

Fait remarquable, la sensibilité de tous ces sujets paraît émoussée, comme c'est du reste la règle dans les états mélancoliques, et il est souvent noté que les malades ne manifestent aucune douleur.

Dans neuf cas il est seulement mentionné que les mutilateurs étaient aliénés. Quant aux autres cas, nous voyons que :

La première malade d'IDELER était atteinte de « manie religieuse » ; celle de HOWDEN était « une maniaque dont les idées délirantes avaient un caractère religieux (Dieu lui avait ordonné de se mutiler ; elle voulait se brûler pour purifier son âme) ».

Celle d'ADAM présentait « un délire à caractère religieux » ; c'était une mélancolique avec idées de culpabilité, hallucinations terrifiantes, refus de nourriture, tentatives de suicide ;

Le malade de COGGIN était, lui, atteint « d'excitation religieuse » ;

La seconde aliénée d'IDELER était « atteinte du délire de la persécution avec agitation et hallucinations religieuses » ;

Le sujet de MOREL était une hystérique, sujette à des crises fréquentes d'excitation, qui, après plusieurs tentatives de suicide, s'était arraché les yeux « pour se punir d'avoir péché par son regard ».

La malade de Martinencq présentait des idées de culpabilité universelle, d'indignité, de damnation : le délire prend ici une teinte religieuse.

Celle de Dehn s'énucléait au cours d'une crise d' « excitation maniaque ».

Le malade de Lafon était un mélancolique anxieux, auto-accusateur, halluciné de la vue et de l'ouïe, refusant de s'alimenter et ayant tenté à plusieurs reprises de se suicider.

Le sujet d'Ellis était un mélancolique qui avait pris à la lettre les paroles de l'Ecriture Sainte contre le péché d'intention et avait voulu faire un sacrifice en s'arrachant un œil.

La malade de Crouigneau était une « mélancolique ayant, à plusieurs reprises, tenté de se mutiler ».

S'il fallait préciser davantage à quelle catégorie d'aliénés nous avons généralement affaire, l'âge ordinairement avancé, le début brusque, les alternatives d'excitation et de dépression, la répétition des accès, l'existence d'antécédents psychopathiques permettraient de penser que bien souvent la psychose maniaque dépressive est en jeu.

Tout naturellement, c'est au cours de la phase dépressive de cette psychose que, de même qu'on observe les bouffées délirantes religieuses, se produisent les automutilations. Mais ce n'est pas toujours le cas : c'est ainsi que, dans l'observation de Dehn, nous voyons une jeune fille de 15 ans se crever les yeux au cours d'un état maniaque survenu brusquement chez elle.

Rohmer (Encyclopédie française d'Ophtalmologie, 1905, IV, p. 28), étudiant l'état mental des automutilateurs écrit : « Quant aux motifs qui ont poussé les malades à produire cette automutilation, on trouve, d'après leurs propres aveux, tantôt et en première ligne, des hallucinations produites par la peur, tantôt et plus rarement, des états mélancoliques purs avec idées de péché. » Dans aucun cas, nous ne pouvons souscrire à l'appréciation de ROHMER : d'après cet auteur, ce serait pour échapper aux hallucinations terrifiantes que les malades s'arracheraient les yeux. La lecture des observations de LAFON, MARTINENCQ, ADAM, HOWDEN, IDELER, prouve la fausseté de l'interprétation de ROHMER : aucun de ces malades ne s'énuclée pour fuir les hallucinations auxquelles il est sujet :

La malade d'IDELER se mutile sur l'ordre qui lui en est donné par un « homme de feu » ;

Celle d'HOWDEN obéit à l'injonction de Dieu, qui lui prescrit cette mutilation ;

Les sujets d'ADAM et de MARTINENCQ se mutilent parce que des voix le leur ordonnent ;

Quant au malade de LAFON, il veut mourir afin d'échapper à la honte et à la faillite.

COTARD a fait remarquer que « les hallucinations, principalement quand elles ont un caractère impératif, ont une influence considérable sur les divers actes des aliénés : suicide, homicide, mutilation, refus d'aliments, etc... » (*Maladies cérébrales et mentales*, p. 261).

Il est encore un point sur lequel il nous paraît nécessaire d'insister : nous voulons parler de la pluralité des automutilations chez les malades dont nous possédons les observations complètes.

La malade d'HOWDEN a tenté à plusieurs reprises de s'arracher la langue ; elle s'est cruellement blessée aux bras, s'est lacéré le vagin ;

Celle d'ADAM, après s'être crevé un œil, essaie de se mettre la tête dans un foyer ;

L'aliénée d'IDELER tente de s'arracher les oreilles ;

La malade de MARTINENCQ se mord avec fureur les lèvres :

La mélancolique de CROUIGNEAU a tenté à plusieurs reprises de se mutiler avant de s'arracher l'œil droit.

Il convient aussi de noter le rapport étroit qui existe

entre les automutilations et les tentatives de suicide ; il y a eu tentative de suicide chez six sujets mutilateurs :

Les malades d'Howden et Adam veulent se brûler ;

Celle d'Ideler cherche à se fendre la tête contre les murs ;

L'hystérique de Morel tente à plusieurs reprises de se suicider ;

La malade de Martinencq essaie de s'empoisonner, veut ensuite se jeter à l'eau et enfin se perce le flanc ;

Le sujet de Lafon tente de se mutiler pour en finir avec la vie : il a déjà tenté de se fendre la tête contre les murs : plus tard, il essaiera de s'étrangler.

CHAPITRE IV

COMBUSTION

Comme notre historique va le montrer, la combustion est une des mutilations les plus anciennement connues, et on peut dire qu'elle a été pratiquée de tout temps.

Ses procédés, on le verra, sont essentiellement variés : ils aboutissent à la combustion partielle ou réalisent une combustion totale et sont conditionnés par des processus morbides différents. Ainsi que le fait remarquer Hospital, il s'agit le plus souvent de mélancolie délirante ; pour les raisons que nous avons déjà mentionnées, les malades dont le délire est de teinte religieuse font à Dieu le sacrifice de leur vie ; d'autres fois, le suicide pur et simple est leur but ; enfin, « certaines pratiques anciennes sont, dit Hospital (*Ann. méd. psych.*, 1876, t. XVI, p. 38), des destructions consacrées par la coutume et imposées par une loi religieuse ». Enfin, ajoutons que, dans quelques observations, il semble ne s'agir que d'une simple impulsion.

Ici, comme pour les autres cas, les renseignements font souvent défaut, et, à côté des observations où le délire des malades est assez bien exposé, il en est d'autres où nous sommes insuffisamment documenté pour pouvoir en apprécier la nature.

HISTORIQUE

Les auteurs, à quelque époque qu'ils appartiennent, nous ont rapporté peu de cas de combustion volontaire : il semble donc que celle-ci ait été rare de tout temps.

D'après la fable mythologique, Hercule, après avoir vainement tenté d'arracher la fatale tunique de Nessus qui lui brûlait les chairs, s'enfuit sur le mont Oeta, y dressa un bûcher et se précipita dans les flammes.

La légende raconte que la reine Didon, désespérée de la fuite d'Énée, dit un suprême adieu à sa sœur et à ses amis, puis « monta sur un bûcher qui la dévora ». (Dabadie, *les Suicidés illustres*, p. 110).

L'antiquité païenne nous offre quelques exemples de combustion volontaire.

A Rome, l'un des plus fameux est celui de Cordus Mucius Scœvola (an 507 avant J.-C.). Ce courageux citoyen avait résolu de tuer Porsenna, roi de Toscane, qui était venu mettre le siège devant Rome. Déguisé en Toscan, le héros parvint à la tente du souverain et poignarda son secrétaire, qu'il prit pour le roi lui-même. Interrogé par Porsenna qui lui demandait quels étaient ses complices, Mucius répondit fièrement : « Je suis Romain ! » et, voulant montrer que le courage ne lui manquait pas, il plongea sa main droite dans un brasier ardent « pour se punir de sa maladresse ».

Hérodote rapporte qu'Hamilcar, vaincu, fit un sacrifice aux Dieux et s'élança dans les flammes d'un bûcher (an 480 avant J. C. Dictionnaire de Smith, vol. II, p. 326).

Il nous faut citer un autre exemple de combustion volontaire, bien que ce cas soit contestable : nous voulons parler d'Empédocle, né vers l'an 450 avant Jésus-Christ, qui, d'après certains auteurs, désespéré de n'avoir point trouvé l'explication du volcan, se serait précipité dans l'Etna ; d'autres prétendent que le savant philosophe et naturaliste aurait péri victime de son imprudence, alors qu'il observait un phénomène volcanique.

En l'an 146 avant Jésus-Christ, la femme d'Asdrubal, désespérée de voir son mari vaincu par Scipion et surtout honteuse de l'avoir vu se jeter aux genoux de son vainqueur pour implorer sa clémence, mit le feu au temple et se jeta dans les flammes avec ses deux enfants.

Vers l'an 94 avant Jésus Christ, Pompée se signala par un trait d'héroïsme semblable à celui qui avait valu à Cordus Mucius le glorieux surnom de Scœvola. « Au cours d'une ambassade dont il était chargé (Valère Maxime, livre III, chap. 3), Pompée fut pris par le roi Gentius, qui voulut le forcer à révéler les desseins du Sénat. Pompée mit un doigt sur la flamme d'une lampe et le laissa brûler. Cette résignation fit perdre au roi tout espoir d'en rien tirer par les tourments, et lui inspira, en outre, un vif désir de solliciter l'amitié des Romains ».

En l'an 45 avant Jésus-Christ, Scapula Quintus, zélé partisan de Pompée, ayant pris une part active à la révolte contre César, se décida à en finir avec la vie après la défaite des troupes de son chef : il offrit un banquet à ses amis, fit ériger un bûcher et se précipita dans les flammes (Smith, Dictionnaire III, p. 735).

Vers l'an 42 avant Jésus-Christ, Cestius, surnommé Macedonius, mit le feu à sa demeure, se frappa d'un coup de poignard et s'élança dans les flammes (Smith, Dictionnaire I, 674).

Les auteurs latins nous rapportent encore l'exemple de Porcia, fille de Caton d'Utique : vers l'an 42 avant Jésus-Christ, cette femme, désespérée de la mort de son époux Junius Brutus et décidée à mourir, tenta de mettre fin à ses jours en avalant des charbons ardents.

Huit ans plus tard, en l'an 30 avant Jésus-Christ, Servilia, épouse de Marcus Œmilius Lepidus, se suicide en ingérant des charbons incandescents.

D'autre part, l'histoire de la Grèce nous fournit quelques exemples de combustion volontaire.

Vers l'an 480 avant Jésus-Christ, Agésilas, général athénien, père de Thémistocle, fut envoyé pour reconnaître l'armée de

Xerxés. S'étant déguisé en Persan, il se mêla aux barbares et tua Mardonius, capitaine des gardes du roi, qu'il avait pris pour ce prince. On l'arrêta sur-le-champ et on le conduisit devant Xerxés qui le condamna à être immolé sur l'autel du Soleil. Arrivé au lieu du supplice, Agésilas mit la main droite sur le brasier et la laissa brûler, assurant que tous les Athéniens lui ressemblaient, et que, s'il n'était pas cru sur parole, il était prêt, pour le prouver, à y mettre encore la gauche. Xerxés fit grâce à cet intrépide (Biographie universelle, Firmin Didot ; Hérodote, Plutarque).

La secte des Cyniques nous offre quelques cas de suicide par combustion. C'est ainsi que Peregrin (an 105 avant Jésus-Christ) fit annoncer, au cours de la célébration des Jeux Olympiques, qu'il se ferait brûler vif sur une place publique : au jour fixé par lui, une foule considérable vit monter Peregrin sur un bûcher qu'il avait lui-même préparé et allumé.

Plusieurs membres de la secte indienne des Gymnosophistes, qui poussaient à l'extrême le mépris de la mort, montèrent volontairement sur un bûcher aux yeux des Grecs étonnés.

A Athènes, Zarmenochégra se brûla vif en présence d'Auguste (Diodore de Sicile, livre XVII). Trois siècles auparavant, un autre gymnosophiste, Calamus, s'était condamné au feu et avait mis à exécution son projet devant Alexandre.

En Thrace, au Ve siècle avant Jésus-Christ, Bogés, officier de l'armée de Xerxés, assiégé dans les murs de la ville d'Eïone, résista jusqu'à la dernière extrémité aux assauts de l'armée athénienne ; puis se voyant sans vivres, il égorgea sa femme et ses enfants et s'élança sur un bûcher qu'il avait allumé de ses propres mains.

En Syrie, vers l'an 740, avant Jésus-Christ, le roi de cette contrée, Sardanapale, se serait, d'après la légende grecque, condamné à périr dans les flammes : assiégé dans son palais par ses sujets révoltés et ne voulant pas tomber aux mains des vainqueurs, ce souverain, célèbre par son luxe, aurait pris place sur un bûcher après y avoir fait monter ses femmes et ses eunuques.

En l'an 167, avant Jésus-Christ, Antiochus IV, roi de Syrie, ayant fait torturer six des fils de la mère des Macchabées, voulut épargner le septième ; ce dernier refusa sa grâce et « se jeta dans le feu et finit ainsi sa vie » (FLAVIUS JOSÈPHE, Martyre des Macchabées, chapitre IX).

Suivant une tradition rapportée par FLAVIUS-JOSEPHE (ant. 13, paragraphe 4) et par APPIEN (Syrie, 69), Seleucus VI (An 94 avant Jésus-Christ), surnommé Epiphane, se brûla dans son palais.

En Égypte, la reine Nitocris, qui régna sur ce pays à une époque préhistorique, se serait suicidée, au dire des historiens, « en prenant place dans une pièce remplie de charbons ardents. » (SMITH, Dictionnaire, III, 1204).

En Assyrie, en l'an 626 avant Jésus-Christ, Cinaladan ou Sérac, roi de cette contrée, se brûla dans Ninive qui venait de tomber aux mains des assiégeants (BURET DE LONCHAMPS, *Les Fastes Universels*).

La combustion volontaire fut un mode de suicide assez fréquemment employé dans d'autres contrées orientales.

Cheou-Sin, prince cruel et malfaisant, qui occupait le trône du Céleste Empire douze siècles avant notre ère, vaincu par les troupes chinoises commandées par le prince Ou-Ouang, courut s'enfermer dans son palais et fit mettre le feu aux quatre coins de l'édifice : il se précipita dans les flammes et succomba. (JULLIARD. *Les Désespérés de la vie*, p. 172).

Au VIIIe siècle, un imposteur célèbre, Atha, qui avait voulu propager une religion nouvelle basée sur la métempsychose, et qui avait réussi à réunir autour de lui un grand nombre de sectateurs crédules et ignorants, se vit assiégé par le calife Mehdy dans le château de Kech (Transoxane), où il s'était réfugié avec ses partisans. « Réduit à l'extrémité (DABADIE, *Les Suicidés illustres*, p. 99), il mit le feu au château et se précipita lui-même dans les flammes en s'écriant : « Je pars pour le ciel ! que quiconque veut participer à ma félicité me suive ! » ses femmes, ses enfants et ses sectateurs le suivirent en effet. » (an 779).

En l'an 929, Ouang-tou, gouverneur de Yon, se voyant trahi par les siens et poursuivi jusque dans sa capitale, fait mettre le feu à sa demeure et périt au milieu des flammes (Buret de Lonchamps. *Les Fastes Universels*).

En l'an 936, Tçongho, empereur des Tangs, vaincu, abandonné par ses propres sujets et hors d'état de se défendre contre ses ennemis, rassembla les derniers membres de sa famille : deux impératrices, une princesse et quelques petits princes, prit tous les trésors de l'Empire et s'enferma dans une tour où il mit le feu (Deguignes. *Histoire des Huns II*, p. 101).

En l'an 949 Licheou-Tchin, gouverneur de Hou-Koué, voyant la ville de Ho-Tchong aux mains des assiégeants, fit mettre le feu à son palais et y périt avec sa femme et ses enfants. La même année, Ouang-Kingtsong, général en chef de l'armée chinoise, vaincu, mit le feu à son palais et s'enterra sous ses ruines. (Buret de Lonchamps, p. 49).

En l'an 960, Li-Yun, gouverneur de Lou-Tcheou, vaincu par les troupes impériales, s'enferma dans Tu-Tchéou et embrasa son palais ; Li-Tchoug-Sin, gouverneur de Hoaïnan, fut surpris dans sa ville et s'y brûla (Buret de Lonchamps, p. 59).

En 1234, Gnai-Tcung-Hoam-Ti, nommé Chéou-Siu, roi des Kin, vaincu, se brûle dans son palais.

En 1403, l'empereur de Chine, Kien-Onenti, vaincu, veut se tuer et se jette avec l'impératrice dans les flammes de son palais incendié.

En 1592, Popaï, lieutenant général des troupes de l'empire, vaincu, se précipite dans les flammes.

En 1612, Fridé-Fou, empereur du Japon, « s'enferma dans son palais avec sa famille et ses amis et y fit mettre le feu, aimant mieux cette mort cruelle que de tomber entre les mains de son perfide beau-père ». (Biographie Générale, Firmin Didot).

Aux Indes, ce mode de suicide a été de tout temps en faveur chez diverses sectes religieuses : « Se brûler vif, écrit Cerise (*Des fonctions et des maladies mentales*, p. 283) est une pratique ancienne en grande vénération chez les Hindous. On en trouve des exemples dans le Ramanyâna et dans les drames publiés par Wilson ».

Parmi les pénitences prescrites par les livres saints des Hindous aux pécheurs repentants ne trouvons-nous pas la combustion ? « Il en est une (pénitence), écrit Morel (*Maladies mentales*, p. 84) qui consiste à se couvrir entièrement de bouse de vache, à la laisser sécher et à se brûler avec elle ; par ce moyen, tous les péchés sont consumés et l'âme du pénitent va droit au ciel ».

Ce mode de suicide est adopté par la veuve indienne, qui, désespérée de la perte de son mari, monte volontairement sur le bûcher qui consumera le corps de l'époux.

Il est encore chez les Hindous d'autres pratiques d'un usage courant : nous voulons parler des brûlures volontaires que se font les derviches tourneurs et hurleurs. « Ceux-ci (Moreau de Tours, *Ann. Méd. psych.*, 1843, I, p. 128) croient honorer la divinité en prenant dans leurs mains des barres de fer rougies à blanc, en s'enfonçant un couteau dans les chairs, en se faisant fouler aux pieds d'un cheval ».

Ce fanatisme pour la mort volontaire existait chez nos aïeux les Gaulois : « Ceux-ci, écrit Esquirol (*Traité des maladies mentales*, I, p. 530), s'en remettaient à l'autre vie pour terminer leurs affaires ; ils prêtaient leur argent à condition qu'on le leur rendrait dans l'autre monde : ils se jetaient sur le bûcher de leurs parents, de leurs amis pour marquer le désir qu'ils avaient de ne pas se séparer d'eux ».

A l'époque du Christianisme primitif, les Saints se faisaient leurs propres bourreaux et s'imposaient les plus cruelles tortures : ils avaient souvent recours à la combustion.

Saint Jean de Dieu (Hospital, *Ann. Méd. psych.*, 1876,

XVI, p. 36) faisait chauffer des briques, qu'il s'appliquait sur le corps alors qu'elles étaient rougies par le feu ; « Saint Martinien (SCHMID, *Catéchisme historique*, p. 442), qui vivait en ermite (IVe siècle) dans la Palestine et qui, pendant vingt-cinq ans, avait mené une vie très austère, sentit tout à coup naître en lui de violentes tentations. Déjà il était sur le point de succomber lorsqu'il alluma un grand feu et y mit ses pieds. Au milieu des tourments atroces qu'il endurait, il s'écriait : « Hélas ! si je ne puis supporter d'aussi faibles douleurs, comment endurerais-je le feu de l'enfer que j'aurais mérité en succombant à la tentation. »

« Lorsque saint François le Séraphique, fondateur de l'ordre des Minimes (1416-1507) était tourmenté par de violentes tentations d'impureté, il plaçait des charbons ardents sur le plancher et se couchait dessus après s'être entièrement déshabillé ». (SCHMID, p. 441.)

Sainte Radegonde versait des flots d'huile bouillante sur ses plaies.

En 249, Sainte Appoline d'Alexandrie, voulant échapper à ses bourreaux « qui, après lui avoir cassé les dents, tentaient de lui faire prononcer des paroles impies », s'élança sur un bûcher et y périt.

En Suède, au VIIe siècle de notre ère, Ingjald, roi de ce pays, vaincu par le fils d'un de ses principaux vassaux, met le feu à son palais et se jette dans les flammes avec sa fille et ses gens.

Au Moyen-Age, on vit, à plusieurs reprises, des visionnaires et des sorciers se jeter dans un brasier : ceux-là voulaient, en risquant leur vie, en imposer aux foules et non se suicider.

D'après les Éphémérides (*Journal historique*), « le 3 avril 1349, un juif baptisé de Constance brusla sa propre maison et, sortant dehors avec sa femme, s'écria qu'il était juif et se jeta dans les flammes qui le consommèrent avec quarante maisons voisines ».

Pierus VALERIANUS, dans son ouvrage sur les malheurs des gens de lettres (traduction COUPÉ, tome XIV, p. 121), raconte l'histoire d'un nommé François Priuli qui, en 1516, aurait tenté de se suicider en se brûlant; comme, d'autre part, le même personnage employa successivement divers moyens pour se suicider, nous avons cru intéressant de rapporter son histoire tout au long :

«... François Priuli vint de Venise à Rome et s'y fit « une réputation brillante, dont la mémoire n'est pas éteinte. « Cette mémoire était méritée, car il avait un grand fond « de littérature et possédait mieux que personne l'astrologie, « où il avait découvert bien des secrets utiles aux mortels. « Sa rare science, jointe à son extrême politesse, l'avait « rendu cher au noble et profond Augustin Gysio, sénateur « de Lenne. Léon X avait aussi une estime particulière pour « lui. Gysio, qui ne pouvait vivre sans lui, le mena un « jour avec plusieurs de ses amis à une mine d'alun qu'il « possédait à quelque distance de Rome. C'était une partie « de plaisir : on voulait aller à la chasse, à la pêche, et l'on « préparait les chiens et les filets. Au milieu de la joie « générale, Priuli médite un sinistre projet. Arrivé dans la « forêt avec ses amis, il les quitte secrètement et, résolu « de se détruire, il aperçoit un étang et s'y jette. Mais il « n'y avait pas assez d'eau, il surnage; et son domestique, « qui ne se doutait de rien, qui croyait que son maître « était tombé par accident dans cette eau stagnante, l'en « retire. Il le reconduit au château, allume un grand feu « pour le sécher, va chercher du linge dans une chambre « voisine. Priuli se jette dans le feu. Le domestique accourt « au bruit et le sauve encore. Le malheureux jeune homme, « qui voulait absolument se tuer, lui persuade que c'était « une attaque de nerfs et cette stupeur qu'on sent en « sortant de l'eau qui l'avait jeté dans le brasier. Le bon « domestique raconte cependant ce double accident à Gysio « qui était revenu de la forêt, et celui-ci lui recommande de

« ne pas le perdre de vue. Il a soin d'éloigner de lui, sans « qu'il y paraisse, tout ce qui pourrait faciliter son funeste « projet. L'infortuné, qui s'en aperçoit, affecte une sorte de « calme et de gaité pour mieux tromper ses surveillants, et « il les trompe. On le croit rentré en lui-même. Il sort sous « prétexte d'aller voir sa mule. Il aperçoit dans l'écurie un « stylet et le porte à son gosier pour s'étrangler. Son « respectable domestique, l'ayant vu entrer dans l'écurie, y « avait volé ; il trouve son maître nageant dans son sang ; « il arrache le poignard de la blessure, saisit l'insensé dans « ses bras vigoureux et le rapporte à la maison. On appelle « les chirurgiens et les médecins ; on panse la blessure qui « n'était pas mortelle. Gysio ne quitte plus la chambre du « malade sans y laisser un ami. Ce malade incorrigible « témoigne alors une récipience qu'il n'avait pas ; il éclaircit « les ombres de son front ; on ne voyait plus en lui aucune « marque de folie. Déjà il était guéri de sa blessure, il se « levait librement de son lit, il jouait et plaisantait. Mais il « trouve moyen de gagner la terrasse du château qui était « assez élevée, et se précipite en bas. Il se casse les jambes « et se fait d'horribles contusions par tout le corps. Je le « vis, dit Piérus, dans cet affreux état ; je le conjurai, les « larmes aux yeux, d'ôter de son sein cet abominable projet. « Tous nos amis lui faisaient la même prière. Léon X lui-« même, tous les princes romains réclamaient son amitié « pour eux et en donnaient pour preuve qu'il leur conservait « la vie : il ne voulut pas. Il s'abstint de toute nourriture, « et, quoiqu'on s'efforçât de lui desserrer les dents avec « des lames d'acier, il ne les desserra point, et il s'obstina « à mourir de faim, n'ayant pu mourir autrement. Ce fut « ainsi, dit Valérianus, qu'il expira dans nos bras attendris. »

En Russie, aux XVIIe et XVIIIe siècles, on observa de nombreux suicides collectifs par combustion. Vers 1675, on vit des fanatiques russes (SMIRNOFF, *Vnoutrenié voprocy v. rousskom raskolé*, p. 24), appartenant à la secte fondée par Basile Volosaty, pratiquer le suicide par le feu; « croyant que le seul moyen de purification du péché était le sacrifice de soi-même, par amour du fils de Dieu », ils se précipitaient volontairement dans les flammes.

Des popes russes, parcourant les villages et les campagnes, prêchaient la mort par le feu. D'autres, se faisant passer pour prophètes, allaient annonçant partout la venue prochaine de l'antéchrist : « se brûler était, d'après leur doctrine, le seul moyen d'échapper au règne de l'antéchrist ».

« Cette épidémie de suicide, écrit STCHOUKINE (*le Suicide collectif dans le Raskol russe*, p. 52), sévit dans tout le Nord et le Nord-Est de la Russie (la Haute-Volga, l'ancien territoire de Novgorod, la région d'Onéga, la Côte Maritime du Nord et une partie de la Sibérie). »

Les paysans décidés à mourir ensemble choisissaient un espace de terrain qu'ils entouraient d'une palissade élevée et à l'intérieur de laquelle ils amassaient de la paille, du bois, de la poudre, de la poix; après s'être enfermés à l'intérieur de l'enceinte qu'ils avaient ainsi formée, ils mettaient le feu aux matières inflammables et se précipitaient au milieu des flammes.

Les premiers cas de suicide collectif par le feu se manifestèrent (STCHOUKINE, p. 75), dans la Basse-Volga.

« Pendant une seule période de quinze ans (STCHOUKINE, p. 102), de 1675 à 1691, on compte plus de 37 cas de suicide par le feu, et le nombre des victimes dépasse 20.000. Il y eut parfois 2.500 victimes pour un seul cas. »

Des peines sévères furent bientôt édictées par l'autorité civile contre ceux qui prêchaient « le suicide par le feu »; aussi vit-on le nombre des suicides collectifs diminuer rapidement. « Pendant le XIXe siècle, écrit STCHOUKINE (p. 120), on constate un nombre relativement peu élevé de suicides collectifs, vingt au plus, et le dernier cas de suicide par le feu se rapporte à l'année 1860, où, dans le gouvernement d'Olonets, quinze « vieux croyants » des deux sexes se firent brûler dans une maison en bois. »

En Chine, l'autocrémation a été souvent pratiquée par les bonzes bouddhistes, que le désir de jouir de la béatitude du nirvâna pousse au suicide.

Nous empruntons à l'ouvrage de Matignon la description d'une cérémonie de ce genre : (*Superstition, Crime et Misère en Chine*, p. 170-172) :

« Au commencement de 1888, dans la contrée de Ouen-Chao, on pouvait lire l'affiche suivante : Avis : L'abbé Vivre-Toujours », du monastère de la Montagne des Esprits, informe les fidèles qu' « Intelligence-Lucide », diplômé du monastère des Grands Nuages, s'étant consacré à la contemplation de Boudha et étant arrivé à la perfection, a, au printemps dernier, été gracieusement poussé par Boudha à réaliser « la transformation assise ». Il a, en conséquence, fixé au 28 janvier, à 11 heures du matin, la cérémonie au monastère de la Montagne des Esprits ; il s'assiéra sur le bûcher et prendra, au milieu des flammes, congé pour toujours de son enveloppe terrestre. Que les fidèles des deux sexes qui désirent y assister viennent — surtout sans oublier les offrandes — de bonne heure réciter pieusement les prières à Boudha et à la reine du Ciel, prières qui les rendront très méritants et leur permettront d'atteindre, en même temps, aux régions du suprême bonheur.

« En arrivant, les fidèles constatèrent avec joie qu'on avait fait plus pour leur édifiante récréation que ne comportait l'affiche de « Vivre-Toujours ». En effet, un jeune bonze, « Magie-Resplendissante », jaloux de l'admiration et des adulations dont « Intelligence-Lucide » était l'objet, avait, par les prières, le jeûne et les ablutions répétées, fait une préparation rapide et sommaire, suffisante néanmoins, pour l'auto-crémation. Deux bûchers avaient été préparés, l'un à droite, l'autre à gauche du temple, pour permettre aux spectateurs mal placés pour voir la première cérémonie, de jouir tout à leur aise de la seconde...

« Le moment du supplice est arrivé : « Intelligence-Lucide » sort à pas comptés de sa chambre, traverse la foule agenouillée, en chantant un hymne bouddhiste, dont il marque la mesure en frappant sur un crâne en bois. Il gagne le bûcher, qui a la forme d'un pavillon, y pénètre et, avec des allumettes offertes par quelque généreux fidèle, il embrase l'édifice dans lequel des fenêtres et une porte ont été ménagées pour permettre aux spectateurs de suivre les phases de la crémation. Jusqu'à ce que les flammes et la fumée l'aient caché aux yeux des fidèles, on vit « Intelligence-Lucide » chanter tranquillement et battre la mesure, sans avoir l'air de se douter qu'il était en train de rôtir.

« Une heure après, « Magie-Resplendissante », qui avait été témoin du sacrifice, entra calmement en scène, à son tour, et se tira de son rôle à la plus grande satisfaction des spectateurs ».

A l'époque moderne les exemples de suicide par combustion sont rares et nous n'avons pu en réunir qu'un petit nombre de cas. « A quelles causes attribuer cette rareté ? écrit HOSPITAL (*Ann. Méd. Pysch.*, 1876, XVI, p. 38). Ne devons-nous pas en attribuer une partie à l'influence bienfaisante du Christianisme qui pose, en principe, les flammes de l'enfer comme le plus terrible supplice, et la résurrection corporelle du jugement dernier ? Aussi l'horreur d'une pareille mort, la destruction complète du corps qui en est la suite, souvent la difficulté et l'incertitude de l'accomplissement sont autant de causes qui retiennent le suicidé dans la pensée d'un tel projet. Aussi ne voit-on, à peu d'exceptions près, cette idée germer que dans des intelligences ébranlées ».

Il ressort de cette étude historique que la combustion volontaire a été surtout employée par des individus désireux d'en finir avec l'existence ; ce mode de suicide semble avoir été en faveur chez quelques sectes (Cyniques et Gymnosophistes) et chez certains peuples (Hindous et Gaulois). Il convient de faire remarquer à ce propos que, presque dans tous les cas de mort volontaire rapportés plus haut, les sujets eurent recours aux flammes d'un bûcher dressé à cet effet.

Mais la combustion n'a pas été seulement une forme de suicide : elle a été pour certains un moyen de mortification et de pénitence : Sainte Radegonde, Saint Jean de Dieu n'avaient, en se brûlant, d'autre but que de se procurer des souffrances qu'ils obtenaient par les moyens les plus divers : briques rougies au feu, huile bouillante, etc.

Certains sujets (Mucius Scœvola, Agésilas) ont voulu montrer la tenacité dans leurs convictions et leur courage ; d'autres semblent avoir préféré la mort volontaire à la captivité et aux outrages du vainqueur ; d'autres, enfin, ont cherché, par ce moyen, à atteindre le plus rapidement possible à la béatitude espérée dans une vie nouvelle.

Toute une catégorie d'individus appartenant à la secte des Cyniques et des Gymnosophistes se brûlent par mépris de la mort.

Parmi les différents sujets dont nous venons de rapporter brièvement l'histoire, peu nombreux sont ceux qui se présentent comme des automutilateurs.

Ce sont tout d'abord ces personnages qui, placés dans une situation très critique et exposés à un châtiment prochain, ont voulu donner eux-mêmes une preuve de leur courage et en même temps un témoignage de la ténacité dans leurs convictions, comme Mucius Scœvola et Agésilas, en se brûlant une partie du corps, le doigt ou la main ; de même quelques Saints se sont soumis à l'épreuve du feu dans un but de mortification.

La majorité a voulu se débarrasser de l'existence. Mais les mobiles qui ont déterminé les sujets à se suicider sont extrêmement divers : chez quelques-uns, il s'agit d'un acte de désespoir ; un grand malheur vient de les frapper : à la suite de la perte d'un parent ou d'un ami qui leur était très cher, ils ont éprouvé une douleur tellement vive qu'ils n'ont plus eu le courage ou la fermeté nécessaire pour continuer à vivre. D'autres se suicident pour échapper à un malheur prochain, comme celui qui doit arriver à la suite d'une défaite infligée par un ennemi barbare : c'est ainsi que la crainte de la captivité ou des outrages du vainqueur ont déterminé divers princes chinois vaincus à terminer leur existence sur un bûcher.

Toute une secte de philosophes, en particulier les Cyniques et les Gymnosophistes, pratiquent le suicide et obéissent ainsi aux principes de leur école en affichant le mépris de la mort poussé jusqu'à la combustion volontaire. A rapprocher de ces philosophes les sectateurs de Boudha, qui ont choisi ce mode de mort volontaire pour hâter le moment où ils jouiront de la béatitude du Nirvâna.

ÉTUDE CLINIQUE

Parmi les observations de combustion volontaire que nous avons recherchées, il en est beaucoup d'incomplètes : en effet, nous ne sommes pas renseigné dans certaines d'entre elles sur l'état mental des automutilateurs, l'auteur se contentant de nous déclarer que le sujet était aliéné ; parfois même, il n'est pas fait mention de l'état pathologique de ses facultés.

Certains cas de combustion ne nous sont connus que par des allusions.

Guislain (10e leçon sur les phrénopathies, 1852, I, p. 239) dit avoir vu des aliénés se brûler à petit feu les pieds ou les mains, ou se mettre la tête dans des charbons ardents ».

Hospital parle d'un fait qui se serait passé vers 1870 (*Ann. Méd. psych.*, 1876, t. XV, p. 38) : une femme aurait essayé de se précipiter dans le foyer de la cuisine de l'asile de Privas.

Citons maintenant les observations que nous avons pu trouver dans les divers auteurs que nous avons consultés :

nous reproduirons d'abord les observations incomplètes en suivant l'ordre chronologique de leur publication, puis celles dans lesquelles l'état mental des malades nous est connu.

MARC, dans son ouvrage « *De la Folie* » (t. II, pages 304 et 308), nous rapporte trois cas de combustion :

« En 1833, à Châtillon-sur-Loing (Loiret), la femme Renoul, en proie à des chagrins domestiques, s'est précipitée dans son four après l'avoir chauffé. On a retrouvé son cadavre réduit en charbon et en cendres. »

« En Hongrie, une femme, désespérée d'être accouchée pour la seconde fois, d'un enfant mort, résolut de se brûler. Elle entra, à reculons, dans un four incandescent et y termina son existence. »

« J'ai connu un aliéné qui s'était placé sur des fagots qu'il voulait embraser, parce que, se croyant investi d'une puissance céleste, il était certain qu'à son commandement les flammes s'éteindraient aussitôt. »

THORE (*Ann. Méd. psych.*, 1847, t. VII, p. 141) cite un cas de combustion volontaire, rapporté par M. ROCHOUX dans une communication à l'Académie de Médecine (décembre 1840).

« M. ROCHOUX a observé à Bicêtre un aliéné qui, par un jour des plus froids, se trouvant dans une salle d'attente dont le poële en fonte était chauffé au rouge, profita du moment où il n'y avait personne pour appliquer sa tête contre le fer rouge et ses bras au milieu du brasier interieur. L'odeur qui s'échappa alors attira les personnes voisines, qui éprouvèrent les plus grandes peines à retirer ce malheureux. Quant à lui, indifférent à ce qui se passait, il ne témoignait aucune douleur, aucune souffrance ; les bras étaient brûlés jusqu'aux os ».

PARCHAPPE (*Traité historique et pratique de la folie*, p. 27) rapporte le cas d'un homme de cinquante-deux ans qui avant son entrée à l'asile, se met les pieds dans le feu, persuadé qu'il ne se brûlera pas.

A son entrée à l'asile, il est tellement agité qu'on le place dans une cellule où, une heure plus tard, on le trouve pendu au grillage de la fenêtre.

THORE, de son côté, nous parle (*Ann. méd. psych.*, 1847, t. IX, p. 53) d'un aliéné qui s'était fait de graves brûlures à la tête :

« Lors d'un voyage fait avec M. ROUX, en Angleterre, pendant l'année 1840, nous visitâmes l'hospice de Bedlam. On nous y fit voir un maniaque qui, quinze ans auparavant, s'était brûlé, contre le poêle chauffé au rouge, la partie supérieure de la tête. Il en résulta une escarre considérable. Deux ans plus tard, une grande partie de la voûte du crâne, qui était nécrosée, tomba. Il se forma une cicatrice, d'ailleurs peu résistante, et sous laquelle on sentait les battements du cerveau. On constata qu'il y avait hernie du cerveau à travers la cicatrice ».

MOREL (*Union médicale*, 1851, p. 86, cité par AUZOUY : *Ann. méd. psych.*, 1859, t, V, p. 533) a rapporté un cas de suicide par combustion :

« Un homme jeune encore avait convolé à de secondes noces. Au milieu des apprêts de la fête, le nouveau marié avait quitté la société, et lorsque son absence prolongée eût fini par jeter de l'inquiétude dans la famille, on se mit à sa recherche. On pénétra jusque dans la chambre nuptiale : sur un vaste brasier gisait un cadavre à demi-consumé. L'examen médico-légal attestait que ce malheureux, après s'être couché sur le feu, avait conservé assez de présence d'esprit pour se retourner et rendre sa combustion plus complète ».

Nous trouvons rapporté dans le journal *Le Droit* (numéro du 20 janvier 1836) un cas de suicide par le feu :

Le 15 janvier, un jeune homme, commis-marchand dans une maison de Metz, contrarié par quelques nouvelles reçues de sa famille, se déshabille entièrement, se couche sur le parquet de sa chambre, se place sur la poitrine un tison embrasé, et, sans jeter un cri, supporte l'action du feu pendant plusieurs heures. Le suicide n'était pas consommé quand on pénétra dans sa chambre, mais il avait la poitrine, le cou et le menton horriblement brûlés : on espère cependant le sauver.

L'*Écho du Nord*, numéro du 11 janvier 1852, rapporte un cas de suicide par combustion :

Il s'agit du fameux colonel May, qui était commandant de l'artillerie à Comorn (Hongrie) lorsque cette forteresse était au pouvoir des insurgés ; il vient de se tuer à Constantinople, dans la prison où il se trouvait détenu sous l'accusation d'avoir entretenu des menées révolutionnaires avec les autres réfugiés.

May s'est donné la mort d'une manière horrible. Pendant la nuit, il a roulé un de ses draps de lit autour de son corps, et ensuite il a mis le feu aux deux bouts. Il a péri au milieu des plus atroces douleurs.

Auzouy, dans son travail sur « Les troubles fonctionnels de la peau chez les aliénés » (*Ann. Méd. psych.*, 1859, t. V, p. 532) cite deux cas de combustion :

La fille Marie Jallot, de l'asile de Fains, âgée de 28 ans, trompant un jour la surveillance exercée sur elle, ouvre brusquement la bouche d'un poêle en fonte chauffé au rouge, y enfonce sa tête par un mouvement rapide et arcboute si bien son menton contre une des parois qu'on ne parvient qu'à grand peine à l'arracher à ce supplice volontaire, dont elle paraissait à peine ressentir les atteintes. Cette malade a survécu à ses horribles brûlures ; son délire ne s'est pas modifié.

Un ouvrier batteur d'or, souffrant d'un très violent mal de tête, avait quitté son travail avant la fin de la journée. Le lendemain la même cause le fit regagner son domicile. Rentré chez lui, et sans que son état parût présenter aucun symptôme alarmant, le malheureux quitte brusquement sa chaise et, entraîné par une horrible hallucination, se jette sur le poêle chauffé au rouge et l'entoure de ses deux bras en le pressant de toutes ses forces contre sa poitrine. On eut beaucoup de peine à l'arracher du poêle qu'il continuait à tenir embrassé avec le stoïcisme d'une folie insensible à la douleur physique. Il mourut au bout de quelques heures au milieu de souffrances inouïes.

Voici deux cas de combustion volontaire que nous trouvons rapportés dans le journal *Le Droit*, nos du 1er août et 8 août 1862.

Amiens, 29 juillet. — Un suicide accompli dans des circonstances inouïes a eu lieu hier à Amiens. Le nommé Adolphe Bienaimé, ouvrier tisseur, âgé de 52 ans, demeurant rue des Corroyers, avait, depuis quelque temps déjà, manifesté l'intention d'en finir avec la vie, dont il était fatigué, disait-il. Hier, profitant de l'absence de sa femme et de sa petite fille, il descendit dans sa cave, alluma un réchaud, et, après avoir bouché les ouvertures qui pouvaient donner accès à l'air, attendit que la mort vînt le frapper. L'asphyxie ne se produisant pas assez tôt à son gré, il eut l'affreux courage de se coucher sur le réchaud et de se laisser brûler une partie de la tête, en même temps que le feu, qui s'était communiqué à ses vêtements, lui brûlait les bras et la poitrine jusqu'aux os, qui ont été en partie calcinés.

Les voisins, ayant senti l'odeur de chair grillée, entrèrent chez lui, descendirent dans la cave et le trouvèrent dans cet horrible état, encore vivant. On s'empressa de le transporter à l'Hôtel-Dieu où il est mort vers deux heures du matin.

Avant de mourir, il a répété que c'était volontairement qu'il s'était ainsi brûlé et a déclaré qu'il n'avait eu absolument d'autres motifs pour se détruire qu'un insurmontable dégoût de la vie.

Suicide

Le Droit, 8 août 1862.

La nommée Joséphine Boutillon, journalière à La Chapelle (Cher) vient de mettre fin à ses jours de la manière la plus étrange.

Le 30 juillet, à 3 heures du soir, après avoir chauffé son four à un très haut degré, cette femme voulut s'introduire dedans. A deux reprises, elle renouvela la tentative; mais ses vêtements prirent feu. Effrayée sans doute par les flammes qui l'entouraient, elle sortit en criant. Des voisins accoururent. Il était trop tard.

Malgré les secours qui furent portés à cette malheureuse, elle expira quelques heures après au milieu d'atroces souffrances : tout son corps n'était qu'une plaie. Avant de rendre le dernier soupir, elle put elle-même raconter les circonstances de son suicide.

Depuis quelques mois, cette femme présentait parfois, dit-on, des signes évidents d'aliénation mentale. Elle était âgée de 30 ans.

Griesinger, dans son *Traité des maladies mentales* (traduction Doumic, p. 94), parle d'un mélancolique qui se brûla volontairement : ce malheureux ne paraissait aucunement souffrir, bien que ses jambes, ses cuisses et ses fesses fussent brûlées jusqu'aux os.

Ball (Leçons sur les maladies mentales, p. 160), rapporte d'après Bucknill un cas de combustion volontaire :

Une mélancolique, s'approchant d'un poêle allumé, avait penché sa tête sur la tôle rougie et s'était brûlée profondément sans chercher à changer de place.

Nous empruntons à Moreau de Tours (Suicides étranges. *Ann. Méd. Psych.*, 1890, t. XII, p. 396-397), les six cas suivants :

A Salice, en 1879, en Corse, un homme, voulant mourir, se jeta dans un four allumé pour la cuisson du pain. On le retrouva carbonisé.

Après avoir imbibé ses vêtements de pétrole, un individu se lia avec une corde à un cerisier voisin de son habitation, puis mit le feu à ses habits imprégnés du liquide inflammable. Les voisins, apercevant de la fumée, accoururent et cherchèrent à lui porter secours. Mais son état était tel qu'il expira presque aussitôt.

Au mois d'octobre 1882, un suicide analogue avait lieu à Cagues (Alpes-Maritimes). Un malheureux, n'ayant conservé que sa chemise et son pantalon, s'est abondamment imbibé de pétrole et y a mis le feu. Il est mort quelques heures plus tard, dans des souffrances horribles.

En 1887, une jeune femme bien mise se rendit chez un épicier de Presbam (Autriche), où elle acheta plusieurs litres de pétrole qu'elle emporta dans la voiture qui la conduisait. Elle se rendit dans un bois non loin de la ville et, là, renvoya la voiture.

Peu de temps après, des paysans qui passaient dans le bois entendirent des cris déchirants : ils se dirigèrent vers l'endroit d'où partaient ces cris et trouvèrent le corps de la jeune femme complètement calciné. Plusieurs bouteilles de pétrole se trouvaient vides à côté d'elle. Après avoir enduit ses vêtements du iquide inflammable, la malheureuse jeune femme y avait mis le feu.

Le contre-amiral L. H. W...., à Falmouth, était assis dans son salon lorsque tout à coup il saisit le tisonnier tout rouge et se l'enfonça à plusieurs reprises dans le ventre. Il mourut le lendemain. Il était âgé de 72 ans et était profondément affecté de ne pas recevoir un héritage qu'il attendait.

Le 23 décembre 1888, à dix heures du soir, un homme dans la force de l'âge entra dans l'Arms Grantbam et, ayant allumé une pipe, se tint près du feu en compagnie de trois autres personnes assises près de lui. Dix minutes après être entré là, il prit un tisonnier qu'il fit chauffer au rouge ; après avoir secoué le tisonnier rougi pour en faire tomber la cendre et les parties charbonneuses adhérentes, avec un grand calme, il enfonça le bout du tisonnier dans sa gorge. On dut intervenir pour l'empêcher de continuer. La langue, la gorge et la lèvre inférieure étaient profondément brûlées. Interrogé il répondit que « c'était là un acte de folie et qu'il ne savait pas lui-même ce qu'il faisait ». Il mourut vingt-six jours plus tard.

Nous lisons dans *Le Progrès du Nord*, n° du 10 janvier 1891 :

Une vive panique a eu lieu dans l'église Saint-Michel du

Hâvre ; le 8 janvier dernier, un individu s'est suicidé, à l'heure de l'office, d'une façon horriblement étrange. Il a enduit son vêtement de pétrole, s'est mis une corde au cou, des paquets d'allumettes, des morceaux de bois coupés fin autour du corps, puis a mis le feu à un plateau rempli de pétrole qu'il avait mis sous lui. Les flammes l'entourèrent aussitôt. Le curé de l'église se précipita à son secours et éteignit les flammes.

Le corps était méconnaissable.

Nous lisons dans l'*Écho du Nord*, 11 avril 1897 :

Le 9 avril 1897, à Alençon, un maçon, Ernest P., âgé de 39 ans, s'est suicidé, sous l'influence de la boisson, en mettant le feu aux rideaux de son lit.

Dans le *Progrès du Nord* (mercredi, 19 juillet 1905), nous lisons que :

La femme Flebutte, 35 ans, de Haudeng-Dimeries (Belgique), désespérée par des chagrins domestiques, s'est inondé les vêtements de pétrole et y a mis le feu. Elle est morte carbonisée.

La Dépêche (de Lille), 23 septembre 1908, rapporte un cas de suicide par combustion :

A Schwarzenau, près de Bromberg (Allemagne), une jeune fille d'une grande beauté, mais pauvre, ayant acheté du pétrole, s'engagea sur la route de Yarskomlovo et s'arrêta au pied d'un crucifix qui s'élevait sur le chemin.

Là, elle s'agenouilla devant le crucifix, enduisit ses vêtements de pétrole et mit le feu à sa robe.

Elle fut trouvée complètement carbonisée, les bras en croix devant le crucifix.

On ignore les causes de ce suicide.

Nous trouvons, rapportés dans *le Nouveau Précurseur* (d'Anvers), n° du 19 janvier 1909 et du 3 février 1909, deux cas de combustion volontaire :

M. Harry-Morgan, de Douglas, dans l'île de Man, était un habile constructeur d'orgues. Malheureusement, c'était un ivrogne invétéré.

Tout récemment, il avait installé un instrument de 30.000 fr. dans une chapelle wesleyenne et, depuis cette époque, il n'avait pas cessé de boire.

Hier, il embrassa son enfant et sa femme en annonçant qu'il était résolu à se suicider. Et il vida un bidon d'essence sur ses vêtements et y mit le feu.

Dégrisé par la douleur qu'il ressentait, il chercha vainement à arracher ses habits. Quand les premiers secours arrivèrent, il était complètement carbonisé.

Le lieutenant Stankewiz, jeune officier de l'armée autrichienne, s'est suicidé hier à Pyzemysl, dans les circonstances suivantes : il répandit une grande quantité de pétrole sur son lit et dans la chambre, puis il plaça un certain nombre de cartouches à balles, et mit le feu à différents endroits. En peu d'instants, les flammes s'élevèrent et une série d'explosions violentes jeta l'alarme dans le voisinage. Plusieurs personnes se précipitèrent pour porter secours au désespéré, mais, quand elles pénétrèrent dans la chambre, il ne restait du lieutenant qu'un petit tas de cendres.

Voici maintenant les observations dans lesquelles il est fait mention de l'état mental des sujets.

Dans une première catégorie, nous avons réuni les cas de combustion volontaire effectués par certains sujets *dans le but de se donner la mort* ; nous avons dit déjà que nous les rapportions seulement à titre documentaire et pour constituer l'étude aussi complète que possible de la combustion.

SCHLEGEL. — **Mélancolie religieuse ; combustion.**

Citée par ESQUIROL : Traité des maladies mentales, t. II, p. 85,
cité par MARC : De la folie, t. II, p. 308.

Une femme, atteinte de mélancolie religieuse, chercha à se tuer en se brûlant dans son lit, sous lequel elle avait allumé du feu. Elle répondit avec justesse à toutes les questions qui lui furent adressées et ne manifesta, à l'exception du dégoût de la vie et de l'exaltation religieuse, aucun trouble de la raison.

FRANCK. — **Mélancolie avec idées religieuses.**

Rapportée par LEURET : Fragments psychologiq. sur la folie, p. 401.

Un homme âgé de 40 ans, conduit à l'hôpital de Vienne, se disait un très grand pécheur et voulait aller, aussi promptement que possible, subir les peines de l'enfer qu'il avait méritées. Il priait Dieu le jour et la nuit. Son gardien l'ayant quitté un instant, il ferma la porte de sa loge, retint la clef en dedans et mit le feu à son lit. Bientôt, entouré de flammes, il s'écria : « Oh ! que je suis heureux ! je paie enfin ma dette pour tous les crimes que j'ai commis ! Comme la porte était très solide et la fenêtre garnie de barreaux de fer, on ne put lui porter secours assez tôt. Déjà l'incendie menaçait d'envahir la maison; on sentait une odeur qui annonçait que le malheureux brûlait, lorsqu'un militaire, doué d'une force herculéenne, accourut et arracha les barreaux. Le malade, à demi brûlé, sortit tout furieux de sa chambre et se jeta sur son libérateur, qui ne parvint qu'à grand'peine à se débarrasser de lui. Brûlé jusqu'aux os, le malade succomba une demi-heure plus tard.

Suicide par combustion.

JULLIARD : Les Désespérés de la Vie, p. 181, cité par BERTRAND : Traité du Suicide, p. 121. *Démocratie pacifique*, nº du 22 janvier 1845.

Le feu ayant pris aux vêtements de Clara Webster, jeune actrice fiancée à Sir R. T..., pendant une représentation où elle jouait, ne put être éteint qu'après qu'elle eût péri dans d'atroces souffrances. Le jeune homme voulut d'abord, dans son désespoir, se laisser mourir de faim, mais sa famille sut l'en empêcher ; alors il essaya de se couper la gorge ; on le guérit de ses blessures. Enfin, il mit lui-même le feu à ses habits afin d'avoir la douceur de mourir comme sa bien-aimée. Cette fois, il avait si bien pris ses précautions que sa famille éplorée ne trouva plus qu'un corps carbonisé.

MADIN. — Mélancolie intermittente.

Communication à l'Académie de Médecine (séance du 2 novembre 1853). *L'Union Médicale*, 1853, p. 524.

M. P..., âgé de 36 ans, ayant perdu, peu de temps après son mariage, une femme qu'il aimait tendrement, fut si vivement affecté de cette perte qu'il tomba dans une profonde mélancolie : il lui semblait voir, dans les nuages, cette épouse chérie qui lui tendait les bras et l'appelait à elle. Ces hallucinations n'étaient que momentanées ; elles n'empêchaient pas M. P..., qui était magistrat, de remplir exactement et convenablement ses fonctions publiques. Habitué, d'ailleurs, aux travaux nocturnes, il soutenait son activité par de petites doses de vin pur et l'usage du tabac à fumer dont il usait outre mesure.

Dans un long intervalle de calme, il songea à se remarier, mais les difficultés qu'il rencontra pour contracter de nouveaux liens lui rendaient la mémoire de sa première femme plus chère. Les visions recommencèrent ; de plus, il se livra à des pratiques de dévotion exagérées, se mit à lire des ouvrages ascétiques qui ne firent qu'accroître les aberrations périodiques de son intelligence.

Ce fut alors que M. MADIN fut appelé auprès de M. P... Il l'accueillit poliment, mais prétendit qu'il n'avait nul besoin de son ministère, qu'il était l'élu du Seigneur qui lui réservait une haute destinée. Il parla en termes respectueux, mais incohérents, des femmes qu'il adorait toutes, jeunes ou vieilles. Il avait reçu, ajoutait il, la mission de brûler les mauvais livres et autres objets contraires aux bonnes mœurs, et il les livrait aux flammes. Cette manière de brûler faisant des progrès, M. P... faillit plusieurs fois incendier sa maison, sous le prétexte de la purifier, avec des torches enflammées. Ces accès d'une véritable folie passés, il était le premier à rire de ses extravagances et semblait avoir pleinement recouvré sa raison, ce qui donnait une fausse sécurité aux personnes qui l'entouraient. Toutefois, M. MADIN, qui observait M. P..., avait saisi quelques propos incohérents dans les moments qui semblaient les plus lucides : aussi était-il loin d'être rassuré sur le compte du malade et avait-il prescrit une surveillance active et défendu formellement de le laisser seul. Les appréhensions n'étaient que trop fondées, comme on va le voir.

Le 18 janvier 1836, à deux heures du matin, on fit appeler M. MADIN pour donner des soins à M. P..., qui s'était volontairement livré aux flammes, en expiation des fautes qu'il se reprochait. A cet effet, il avait dressé une espèce de bûcher dans sa cuisine. La fumée résultant de la combustion de la graisse du pauvre aliéné avait fait connaître aux domestiques ce tragique événement. Arrivé près du malade, M. MADIN fut surpris de le trouver calme et presque souriant au milieu d'une horrible flamme qui lui permettait à peine de respirer. « Cher docteur, dit-il, je vais bientôt aller rejoindre ma femme : je suis digne d'elle, maintenant que j'ai expié dans les flammes mes horribles forfaits. Je suis resté pendant deux heures sur le bûcher que Dieu m'a ordonné de construire ; j'ai eu soin d'entretenir le feu en rapprochant les tisons. » Le visage du patient pendant cette singulière allocution ne trahissait ni douleur, ni même aucune émotion.

En examinant le malade, M. MADIN constata qu'il avait les jambes, les cuisses et les fesses entièrement brûlées, les os blanchis et calcinés ; les organes génitaux étaient aussi carbonisés et les mains réduites à l'état de moignons noirâtres et informes. Le reste du corps était intact. Dix minutes s'étaient à peine écoulées depuis que le malade avait été enveloppé d'un immense linge enduit de cérat, lorsque sa voix, auparavant si ferme et si retentissante, s'affaiblit tout à coup ; le pouls devint insaisissable, la mort était imminente ; M. MADIN, ayant enlevé brusquement l'appareil qu'il avait appliqué sur les brûlures, reconnut que l'une des artères poplitées, corrodées par le feu, avait donné lieu à une hémorragie mortelle. L'instrument du supplice consistait en une quinzaine de bûches de petites dimensions, que le patient avait artistement disposées dans la cheminée de sa cuisine et auxquelles il avait mis le feu. Une énorme quantité de graisse mêlée de sang s'était écoulée jusqu'à deux mètres du foyer.

CHRISTIAN. — **Lypémanie avec idées religieuses.**

Ann. Med. psych., 1873, t. X, p. 5.

B.... Louise, 17 ans, séquestrée le 5 mai 1872; lypémanie avec idées religieuses.

Apathique, indifférente, étrangère en apparence à tout ce qui se passe autour d'elle, cette jeune fille, qui ne répond pas aux questions posées, est incapable des soins de propreté les plus indispensables, laissant couler sa salive et murmurant quelquefois des paroles inintelligibles.

Le 24 septembre, profitant de l'absence de la sœur, elle pénètre dans un cabinet où brûlait un calorifère. Elle se déshabille, ne gardant que la chemise et essaie d'entrer dans le brasier. La chemise prend feu et, en un instant, la malade est enveloppée par les flammes et couverte de brûlures étendues.

A ce moment, B... parut se réveiller : elle raconta qu'elle avait voulu mériter le martyre, que tout autour d'elle devait périr et qu'elle avait dû se sacrifier.

La guérison fut complète au bout d'un certain temps, mais le délire ne se modifia pas et B... renouvela à plusieurs reprises les mêmes tentatives.

BRIERRE DE BOISMONT. — **Mélancolie religieuse.**

Le Suicide, p. 81. Cité par HOSPITAL, *Ann. Méd. psych.*, 1876, t. XVI, p. 38.

Un homme, qui se reprochait ses fautes, se livre volontairement aux flammes par expiation. On le surprit dans une horrible fumée ; une grande partie du corps était carbonisée ; il ne paraissait pas souffrir et se réjouissait à haute voix d'aller rejoindre sa femme après avoir expié ses forfaits sur le bûcher attisé de ses propres mains, d'après l'ordre de Dieu ; il mourut dix minutes après par hémorrhagie.

PETIT. — **Mélancolie, tentative de combustion.**

Citée par HOSPITAL. *Ann. Méd. psych.*, 1876, t. XV, p. 38.

Une femme, âgée de 36 ans, mélancolique, fit chauffer un four et se précipita dedans; elle en fut retirée à temps.

HOSPITAL. — **Mélancolie ; mort par incendie volontaire** (1874).

Ann. méd. psych., 1876, t. XVI, p. 36.

La femme X..., habitant la commune de B..., perdit son mari en 1873. Cette perte l'affecta vivement et fit naître chez elle le projet de se donner la mort, malgré l'existence de deux jeunes enfants. Depuis le décès de celui qu'elle regrettait, elle fut continuellement obsédée d'idées noires ; elle n'eut plus aucun souci de la vie matérielle et s'occupa si peu de ses enfants qu'ils auraient péri de misère sans l'intervention des voisins ; car ils n'étaient plus rien pour elle ; elle les enfermait quelquefois pendant plusieurs jours sans se préoccuper d'eux. L'existence lui devenant de plus en plus à charge, elle résolut d'y mettre fin, ce qu'elle fit, malgré la surveillance dont on l'entourait, un an environ après la mort de son époux.

La veille du jour fixé pour ce fatal projet, elle eut soin d'éloigner ses enfants en les envoyant à peu de distance chez de grands-parents. Restée seule, elle monte dans le grenier à foin et, dans ce foin, pratique une ouverture, un trou assez grand pour pouvoir y pénétrer ; elle s'y glisse et y descend de manière à avoir du foin jusque sous les bras et met alors le feu à ce bûcher de son invention.

Malgré les souffrances atroces qu'elle a dû endurer dans ce brasier qui a pris feu lentement, elle a eu le courage d'y rester et de ne faire aucun mouvement. L'incendie ayant été aperçu, l'alarme fut donnée et des secours arrivèrent. On chercha aussitôt à retirer la femme X..., qu'on supposait être dans la maison ; mais, en ce moment, le feu éclate avec une violence extrême et, les fenêtres se détachant, on distingue le corps qui crépite et brûle. Quand on fut maître du feu, on ne trouva que des fragments de squelette carbonisés.

HOSPITAL. — **Découragement; tristesse; asphyxie par élévation de température.**

Ann. méd. psych., 1876, t. XVI, p. 43.

B..., âgé de 19 ans, fut enfermé pour trois mois à la prison de Clermont à la suite d'un délit ; quand nous le vîmes, nous fûmes frappé de l'expression de découragement empreint sur sa physionomie ; nous lui demandâmes avec bienveillance quelle pouvait être la cause de sa tristesse ; il nous apprit qu'il était atteint d'une infirmité répugnante, qu'il perdait toujours son urine et que l'odeur qui en résultait le faisait expulser de partout, qu'ici même ses co-détenus le supportaient avec peine dans le dortoir. L'ayant examiné, nous constatâmes chez lui l'existence d'une exstrophie de la vessie ; cet organe, qui avait été laissé en dehors lors de l'oblitération abdominale pendant la vie intra-utérine, avait disparu, ne laissant d'autre trace que sa paroi postérieure confondue avec le tégument hypogastrique et laissant voir l'ouverture vésicale des deux uretères qui suintaient sans cesse.... Pour que notre prisonnier fût plus tranquille et qu'il embarrassât moins les autres, nous l'installâmes dans une chambre-cellule.....

Quelques jours plus tard, il se décida à en finir. Une

nuit, il retira la paille de son lit, en fit un monceau au milieu de la pièce et y mit le feu, puis s'étendit sur le lit; il se fit peu de fumée, mais le brasier, flambant avec énergie, porta rapidement l'air de la pièce à une haute température. Quand on constata le fait, il était trois heures du matin; mais telle était la chaleur de l'air, qu'il nous fut impossible d'y pénétrer, quoique la paille fût alors brûlée complètement. Enfin, nous pénétrâmes: la mort avait dû être extrêmement rapide; tout signe d'existence avait depuis longtemps disparu......

HOSPITAL. — **Désespoir ; combustion par le pétrole ; analgésie** (1864).

Ann. Méd. psych., 1876, t. XVI, p, 41.

La dame R..., 45 ans, tenait un petit commerce ; mais, mal secondée par ses proches, peu servie par les circonstances, elle fit de mauvaises affaires, malgré son courage et sa bonne volonté ; une prise de corps fut lancée contre elle. A peine se vit-elle en prison qu'un violent désespoir s'empara d'elle et l'idée d'en finir lui vint aussitôt ... Profitant d'un moment d'éloignement des autres détenues, elle remonte dans un couloir, décroche une lampe à pétrole, en verse le contenu sur ses jupons et y met le feu ! Aussitôt des tourbillons de flammes l'enveloppent ; affolée, suffoquant, elle appelle du secours... on parvient à éteindre le feu....

Partout, l'épiderme décollé suivait le doigt, laissant à nu le corps muqueux ; les brûlures n'avaient pas dépassé le 2e degré, mais cette vésication vaste et instantanée devait amener de graves désordres.... La malade était dans un grand état de surexcitation ; la face vultueuse était très mobile ; la physionomie exprimait le désespoir et l'agitation ; elle parlait beaucoup et très clairement, sans aucun indice de conceptions délirantes ; elle avouait que le chagrin l'avait terrassée au point de lui donner l'idée d'en finir, mais qu'elle ne ressentait aucune douleur physique.

La mort survint quelques heures plus tard.

HOSPITAL. — **Manie de la persécution ; essais de combustion sur un lit.**

Ann. Méd. psych., 1876, t. XVI, p. 40.

B..., cultivateur, âgé de 44 ans, présente, lors de son entrée à l'asile, de nombreuses brûlures au premier degré sur diverses parties du corps Il a mis le feu à son lit ; interrogé sur le mobile d'une aussi singulière détermination, il répond avec volubilité et dévoile toute une série de conceptions délirantes : ainsi, il accuse tantôt ses parents, tantôt des êtres imaginaires, d'avoir tout fait pour le rendre malheureux, de l'avoir persécuté toute la vie, d'avoir obtenu des jugements contre lui ; « ils voulaient ma vie, dit-il, et j'aurais fini par les tuer si je n'avais pris la résolution de me détruire » ; il avait choisi ce genre de mort parce qu' « il voulait leur montrer qu'il était un homme courageux, ne craignant pas la souffrance » ; et il ajoutait : « Mais ils ont bien su me tirer de là pour me faire vivre et me persécuter encore ».

B... a des antécédents ; une de ses sœurs est enfermée à Ste-Marie....

DUPAIN. — **Accès mélancolique ; idées de damnation ; hallucinations : Dieu et le diable ; tentative de suicide ; hérédité morbide.**

Thèse de Paris, 1888, obs. 87.

Anne L..., journalière, 35 ans, entre à l'asile le 4 janvier 1879.

Le père s'est pendu à la suite d'un accès mélancolique.

La sœur est triste et a des idées de suicide.

Depuis déjà 7 ans, idées mélancoliques, scrupules, craintes de mal agir.

Hallucinations : « Si tu ne te maries pas, il faut te tuer ». Depuis lors, elle se reprochait son mariage.

Il y a 18 mois, à la suite de la mort de sa fille, elle a commencé à être sombre, inquiète et taciturne. Devenue enceinte, les tendances mélancoliques ont augmenté ; au sentiment général de tristesse et à la dépression se sont ajoutées des hallucinations. Elle voyait, surtout la nuit, l'enfant qu'elle avait perdue, sa belle-mère morte depuis longtemps.

Elle voyait le diable, se croyait damnée, parlait de l'enfer, se reprochait la mort de ses enfants.

Elle a vu aussi le Bon Dieu habillé en rouge : « Il est temps que j'arrive ! » Rassurée passagèrement, les craintes et les tourments ont recommencé.

Elle a cherché plusieurs fois à se pendre.

Un jour, elle est parvenue à mettre la tête dans la cheminée et les cheveux ont commencé à brûler : « Fais-le », lui disait-on.

Délire très étendu, excitation, craintes, gémissements, insomnie. Pleure, se lamente ; très inquiète, effrayée, troubles de la sensibilité générale : on la brûle, on l'électrise, on la travaille par la physique. On prétend qu'elle n'a pas reçu le baptême.

Hallucinations : voit le diable ; on veut la crucifier.

Conceptions délirantes : elle est cause des révolutions, du malheur de tout le monde ; elle a péché en se mariant.

COTARD. — **Délire des négations; tentatives de combustion.**

Maladies cérébrales et mentales, p. 307.

Mlle X... affirme qu'elle n'a plus ni cerveau, ni nerfs, ni poitrine, ni estomac, ni boyaux; il ne lui reste plus que la peau et les os du corps désorganisé. Ce délire de négation s'étend même aux idées métaphysiques, qui étaient naguère l'objet de ses plus fermes croyances; elle n'a pas d'âme, Dieu n'existe pas, le diable non plus. Mlle X..., n'étant plus qu'un corps désorganisé, n'a plus besoin de manger pour vivre; elle ne pourra mourir de mort naturelle; elle existera éternellement, à moins qu'elle ne soit brûlée, le feu étant la seule fin possible pour elle.

Aussi Mlle X... ne cesse de supplier qu'on la fasse brûler (la peau et les os) et elle fait plusieurs tentatives pour se brûler elle-même...

Elle fit plusieurs tentatives de suicide, à la suite desquelles elle fut amenée à Vanves. Elle se croyait alors damnée...

Depuis quelques mois, Mlle X... est plus calme; l'anxiété mélancolique a diminué, mais le délire ne paraît nullement modifié : Mlle X... soutient toujours qu'elle n'a plus ni cerveau, ni boyaux, que la nourriture est un supplice inutile et qu'il n'y a d'autre fin pour elle que le feu.

A noter que la sensibilité à la douleur est diminuée chez cette malade sur la plus grande partie de la surface du corps.

MOREAU de Tours. — **Mélancolie-suicide.**

Ann. Méd. psych., 1890, t. XII, p. 387.

Lady H. W... donnait depuis longtemps des signes non équivoques d'aliénation mentale et avait, à plusieurs reprises, tenté de se donner la mort. Cette jeune femme était l'objet d'une surveillance incessante. Deux femmes se relayaient pour la surveiller jour et nuit. Du reste depuis quelque temps, elle était beaucoup plus calme et les médecins faisaient espérer une prompte guérison. Sa garde étant sortie pour un instant, la malade sauta du lit, revêtit un peignoir laissé sur un fauteuil et, s'approchant de la cheminée, y mit le feu.

Elle le conserva sur elle tant qu'il en resta un lambeau, ne disant rien, supportant sans un cri les horribles brûlures que lui faisait la flamme. Puis, le peignoir entièrement détruit, elle se recoucha. Elle mourut dans la soirée.

MOREAU de Tours — **Mélancolie-suicide.**

Ann. Méd. psych., 1890, t. XII, p. 379.

Une fillette de 9 ans nourrissait un profond chagrin dont

rien ne pouvait la distraire. A plusieurs reprises, elle avait manifesté son intention de se donner la mort.

Profitant de l'absence de ses parents, elle s'attache une corde au corde au cou et tente de s'étrangler. N'ayant pu réussir, elle monte sur un fourneau, allume une chandelle et met le feu à sa robe en plusieurs endroits : puis, sans pousser un seul cri, elle attend que le feu dévore ses chairs. Les voisins, avertis par la fumée, interviennent et éteignent le feu en lui arrachant par lambeaux ses vêtements. Interrogée, l'enfant répondit avec sang-froid qu'elle voulait se donner la mort, mais refusa de donner le motif de sa résolution. Pendant son transport à l'hôpital Beaujon, elle ne poussa aucune plainte, bien qu'elle présentât d'affreuses brûlures. Une heure après son admission à Beaujon, elle succombait.

Suicide par combustion.

Rapporté par JULLIART : Les désespérés et les déserteurs de la vie, p. 293.

Une Italienne, âgée de 25 ans, se brûla volontairement en mai 1896, à Mossini Elle avait arrangé son feu de façon qu'elle ne fût pas étouffée par la fumée. Elle s'était construit, dans une clairière bien aérée, un bûcher de bois très sec, et, quand il fut bien allumé et qu'elle le vit flamber de tous les côtés avec aussi peu de fumée que possible, elle alla se placer au milieu des flammes. Sa famille, inquiète de ne pas la voir revenir de son travail à l'heure accoutumée, la fit chercher partout. On finit par la découvrir dans un lieu dit Bosco di Pradello : elle était encore debout au centre du bûcher, tout entourée de flammes éclatantes et poussant des cris déchirants. D'héroïques jeunes gens s'élancèrent dans le brasier, la saisirent et la transportèrent à l'hôpital où elle expira dans d'horribles convulsions. Quelques jours auparavant, elle avait révélé à son père et à ses frères son intention de se tuer pour aller rejoindre « sa *mamma*, qui brûlait en enfer ». Comme elle avait éprouvé un grand désespoir de la mort de sa mère, décédée quelques jours auparavant, on n'attacha pas grande importance à ces paroles, qu'on croyait inspirées par l'exaltation de sa douleur et on la laissa aller et venir librement. Elle en profita pour essayer de subir sur la terre le même supplice que sa mère subissait en enfer.

RAVIART. — Combustion volontaire ; Mélancolie-suicide.

Observation inédite
obligeamment communiquée par M. le professeur-agrégé RAVIART.

Une malade de l'asile de Dury-lez-Amiens, atteinte de mélancolie-suicide, avait tenté à diverses reprises de mettre fin à ses jours. Bien que camisolée, cette malade parvint un jour à saisir un journal qu'elle enflamma au poêle en l'introduisant entre les barres du grillage qui entourait ce dernier. Elle le laissa ensuite tomber sur le sol et se plaça au-dessus de façon à enflammer ses vêtements. Atrocement brûlée, elle ne tardait pas à succomber.

Dans une seconde catégorie, nous avons groupé les cas dans lesquels la combustion n'a pas été effectuée dans le but d'en finir avec la vie.

Tout d'abord voici celles dans lesquelles l'acte est volontaire, conscient :

MOREL. — **Mélancolie religieuse; Combustion volontaire.**

Traité des maladies mentales, t, I, p, 167, cité par DUPAIN : thèse de Paris, 1888 (obs. 125), p. 236.

Huit jours après son arrivée à l'asile de Maréville, le jeune C.... était en proie à un délire religieux des plus violents ; nos auditeurs ont pu voir ce malade couché dans son lit avec le bras droit horriblement brûlé par suite de l'immersion volontaire de ce membre dans une chaudière d'eau bouillante. Notre mélancolique religieux s'était soumis à cette épreuve pour essayer d'avance comment il supporterait les flammes de l'enfer, qu'il avait méritées pour des crimes imaginaires. Au dire de la famille, on ne s'était aperçu que depuis huit jours du détraquement de ses idées.

CHRISTIAN. — **Brûlures volontaires chez un lypémaniaque.**

Ann. Méd. psych., 1873, t. X, p. 15.

Un élève de l'École polytechnique, lypémaniaque, et qui mourut quelques mois après de phtisie pulmonaire, prenait plaisir à se brûler la main jusqu'à l'os, le bras, la figure avec un cigare allumé.

LEGRAND DU SAULLE. — **Hystérie religieuse; Hallucinations, extases; Carbonisation volontaire d'un bras.**

Les Hystériques, p. 354.

Une jeune fille de Strasbourg, âgée de 23 ans, était sujette à des extases pendant lesquelles elle entendait, disait-elle, au chevet de son lit, des voix mystérieuses, angéliques, qui chantaient un très vieux cantique alsacien.

Un jour, les voix lui ayant ordonné de plonger la main dans un réchaud ardent, elle se leva aussitôt, alluma un réchaud et y tint la main fort longtemps. La douleur lui arracha des cris terribles. Les voisins enfoncèrent la porte et trouvèrent Mlle H... convenablement vêtue, le bras étendu sur le brasier. Elle était toujours à genoux et chantait le cantique que les voix mystérieuses lui avaient appris. On l'arracha à ce supplice : le bras était presque complètement calciné. On la transféra à la section de chirurgie de l'asile Ste-Anne, où le chirurgien, jugeant la situation de l'extatique extrêmement grave, lui annonça que l'amputation du bras malade était nécessaire.

« Ce que Dieu voudra », repondit-elle ; « coupez mon poignet ». On essaya vainement de l'endormir avec de l'éther. La jeune fille chantait le vieux cantique pendant l'opération, et son visage rayonnait d'une joie inexprimable.

« J'ai souffert, dit-elle au chirurgien après l'amputation, mais il le fallait pour les anges, pour les voix que j'ai entendues et que j'entendrai encore. »

Elle s'est endormie peu après en répétant toujours les paroles du cantique.

MAGNAN. — **Délire religieux ; Brûlures volontaires.**

Citée par DUPAIN ; thèse de Paris, 1888, p. 236.

C... Marie, 34 ans, de parents tuberculeux, entre à l'asile le 2 janvier 1882. Sujette à des scrupules, nerveuse, exagérée dans sa pratique de la religion catholique (jeûnes, mortifications, esprit de sacrifice poussé à l'excès), exagérée en toutes choses.

« Poussée, dit-elle, par le mauvais esprit, elle s'est adonnée plusieurs fois à l'onanisme ; de là regrets, prières, désirs d'une peine. Il faut d'ailleurs des sacrifices ».

Après plusieurs tentatives d'empoisonnement, elle place un jour le bras sur une lampe et se brûle grièvement.

« Elle voulait, dit-elle, châtier le bras qui avait péché. C'est la sorcière qui lui a inculqué de mauvaises idées. Elle se croit elle-même le diable. Elle a dit à son confesseur qu'elle était l'Antéchrist ».

Voici enfin une observation dans laquelle la combustion ne paraît pas avoir été commandée par une idée délirante.

THORE. — **Combustion volontaire chez un stupide.**

Ann. Méd. psych., 1847, t. IX, p. 52.

THORE a vu un stupide, qui déjà s'était à plaisir écrasé le pouce dans la feuillure d'une porte et avait subi l'amputation sans témoigner la moindre douleur, introduire son index au milieu du foyer d'un poêle, où il l'aurait sans aucun doute laissé jusqu'à sa complète incinération si les surveillants n'étaient bien vite accourus pour s'y opposer.

Antérieurement, il s'était fait avec ses ongles, au cou et aux avant-bras, des plaies assez profondes qui intéressaient la peau et le tissu cellulaire sous-cutané.

RÉSUMÉ ET COMMENTAIRES

Tels sont les cas de combustion que nous avons pu réunir ; dans vingt-deux observations nous sommes renseigné sur l'état mental des sujets : dix-sept ont trait à des individus qui se sont suicidés, et cinq seulement répondent à des mutilations proprement dites ; le petit nombre de ces dernières nous autorise à faire d'abord une étude d'ensemble de la combustion, nous réservant de les considérer ensuite séparément.

Nous avons rapporté quarante-sept cas de combustion individuelle : vingt-sept ont été exécutés par des hommes, vingt par des femmes.

Dans les dix-sept observations où il est fait mention de l'âge des sujets, nous voyons que les hommes étaient respectivement âgés de 19, 36, 39, 40, 44, 52 et 72 ans, et que les sujets du sexe féminin avaient 9, 17, 23, 25, 28, 34, 35, 35, 36 et 45 ans.

Examinant les divers moyens auxquels ont eu recours les individus dont les observations sont rapportées plus haut, nous constatons que douze procédés différents ont été employés :

Dans onze cas, les sujets se sont servis d'un appareil de chauffage : calorifère, poêle, réchaud, etc. ;

La malade d'Hospital tente de se précipiter dans le foyer de la cuisine de l'asile de Privas ;

Le sujet de Rochoux se brûle la tête contre la fonte d'un poêle porté au rouge ;

Le même procédé est employé par la maniaque de Thore qui se fait une profonde brûlure à la partie supérieure du crâne, par la mélancolique de Bucknill ;

Le malade de Parchappe se met les pieds dans un foyer ;

La fille Jallot, de l'asile de Fains, s'enfonce la tête dans la bouche d'un poêle de fonte ;

Un malade d'AUZOUY tient embrassé un appareil de chauffage porté au rouge ;

La « lypémaniaque » de CHRISTIAN, après s'être dévêtue, essaie d'entrer dans un calorifère ;

L'hystérique de LEGRAND DU SAULLE plonge sa main dans un réchaud ardent ;

Le malade de Dupain tente de se brûler la tête en plaçant celle-ci dans une cheminée sous laquelle un foyer était allumé ;

Enfin, le stupide de THORE se brûle l'index en l'introduisant dans un poêle.

Six sujets se sont brûlés sur leur lit : MOREL, SCHLEGEL, FRANCK en ont signalé chacun un cas ; HOSPITAL, d'autre part, a rapporté deux exemples de combustion par ce procédé.

Quatre individus ont mis fin à leurs jours en se plaçant sur un bûcher embrasé.

Quatre autres ont voulu se donner la mort en se précipitant dans un four.

Neuf sujets se sont volontairement brûlés en mettant le feu à leurs vêtements, préalablement imbibés de pétrole.

Quatre se sont contentés d'enflammer leurs habits.

Un homme s'est brûlé en mettant le feu aux rideaux de son lit.

Deux hommes se sont servis d'une tige de fer rougie au feu, à l'aide de laquelle ils se sont brûlés grièvement, l'un à la gorge, l'autre au ventre.

Dans un cas, l'eau bouillante a été employée : une mélancolique a plongé un de ses bras dans une chaudière.

Dans une observation, nous voyons un « lypémaniaque » se brûler en divers points du corps à l'aide d'un cigare allumé.

Une mélancolique se fait de sérieuses brûlures au bras en plaçant celui-ci au-dessus d'une lampe.

Un homme, voulant en finir avec l'existence, se couche sur

le·parquet de sa chambre après s'être complètement déshabillé et se brûle la poitrine et le cou à l'aide d'un tison embrasé.

Comme dernier mode de combustion, nous citerons celui qu'employa la désespérée d'HOSPITAL, qui se suicida en s'enfonçant dans un tas de foin auquel elle avait mis le feu préalablement.

Si nous considérons l'étendue des lésions, nous voyons d'une part que, dans vingt-cinq cas, les brûlures furent, sinon généralisées, du moins très étendues, et que, d'autre part, dans treize observations, elles ne furent que partielles.

Le membre supérieur a été atteint en totalité ou en partie dans six cas ;

Dans quatre observations, la tête a été plus ou moins brûlée ;

Dans un cas, il s'agissait de brûlures intéressant les membres inférieurs ;

Dans un autre cas, le ventre présentait de profondes brûlures ;

Enfin, dans une dernière observation, le sujet s'était introduit une tige de fer rougie dans la gorge : la langue, les lèvres, le larynx furent gravement atteints.

Sur les quarante-quatre observations dans lesquelles l'auteur nous dit quel fut le sort des sujets, nous constatons que dans vingt-six cas les malades succombèrent.

Il va sans dire que les brûlures généralisées entraînèrent la mort dans tous les cas rapportés dans notre travail ;

Dans les cas de brûlures étendues, il y eut trois survies et trois décès ;

Sur les douze cas de brûlures partielles, dix sujets survécurent ; les deux autres moururent à la suite des lésions profondes qu'ils s'étaient faites, l'un à la gorge et l'autre au ventre.

Enfin, un malade succomba à l'asphyxie.

Il convient de noter que, dans quatre observations, la combustion fut seulement tentée, le sujet ayant été obligé, à un moment donné et pour une cause quelconque, d'abandonner son projet en voie d'exécution.

Il est intéressant de signaler que huit fois l'analgésie

a été signalée, et que, dans un cas, le sujet a présenté une diminution notable de la sensibilité à la douleur. Cette constatation a été faite par divers auteurs. D'après Hospital (*Ann. Méd. pysch.*, 1876 t. XV, p. 49), « l'analgésie est très fréquente chez les aliénés, qu'elle soit due à des troubles quelconques de la sensibilité centrale ou périphérique, ou qu'elle dépende de l'intensité du délire ». Ball, de son côté, dans ses « Leçons sur les maladies mentales » (p. 160), dit que, « chez beaucoup d'aliénés on rencontre une perte complète de la sensibilité sur tous les téguments extérieurs. C'est ainsi que peuvent s'expliquer bien des miracles, en apparence singuliers, et l'impassibilité avec laquelle certains individus subissent parfois des mutilations effroyables ».

Passant maintenant en revue les divers cas rapportés plus haut, en laissant de côté, bien entendu, ceux pour lesquels nous ne sommes pas renseigné en ce qui concerne l'état mental des sujets, nous voyons que huit de ces malheureux étaient atteints de mélancolie et que sept d'entre eux, en se brûlant ou en tentant de le faire, obéissaient à des idées religieuses :

La malade de Schlegel était atteinte de « lypémanie religieuse » ;

C'est pour expier ses fautes que la mélancolique, dont Brierre de Boismont nous rapporte l'histoire, se livrait aux flammes ;

C'est encore dans ce but que le « lypémaniaque » de Franck mettait le feu à son lit et se brûlait jusqu'aux os « afin de payer sa dette pour tous les crimes qu'il avait commis ».

Nous retrouvons les mêmes idées délirantes chez le mélancolique de Morel ; chez les sujets de Legrand du Saulle et Magnan ; chez le malade de Madin, qui monte sur un bûcher en expiation des fautes qu'il se reproche, et chez l'aliéné de Dupain, qui, entendant des voix qui lui ordonnent de se brûler, se met la tête dans un foyer.

Nombreux sont les cas de combustion volontaire dans la mélancolie et la mélancolie-suicide :

PETIT, CHRISTIAN nous en ont rapporté chacun un cas ; HOSPITAL, de son côté, nous en a livré trois exemples frappants :

Dans le premier cas, il s'agit d'une femme qui, tombée dans la mélancolie à la suite de la mort de son mari, se suicide en mettant le feu à un tas de foin sur lequel elle prend place :

Dans la seconde observation, nous voyons un jeune homme, devenu « lypémaniaque » se suicider parce qu'il a perdu l'espoir de voir guérir une infirmité répugnante dont il est porteur ;

Dans la troisième, une malheureuse femme met fin à ses jours en enflammant ses vêtements imbibés de pétrole, désespérée qu'elle est de se voir en prison pour faillite.

Les deux malades dont MOREAU de Tours, nous rapporte l'histoire, choisissent la combustion comme mode de suicide après avoir vainement tenté de se donner la mort par d'autres moyens.

L'aliénée faisant l'objet de l'observation communiquée par M. le professeur agrégé RAVIART avait accompli diverses tentatives de suicide avant de réussir à en finir avec l'existence en se brûlant vive.

Ainsi que nous le prouve l'observation empruntée à COTARD, la combustion volontaire s'observe aussi dans le délire de négation. D'après cet auteur, les idées de suicide sont fréquentes chez ces malades. « Les anxieux à idées de négation, écrit-il (*Archives de Neurologie*, 182, p. 167), sont les malades les plus disposés au suicide ; alors même qu'ils se croient dans l'impossibilité de jamais mourir, ils n'en cherchent pas moins à se détruire : parmi eux, il en est qui veulent se brûler, le feu étant pour eux la seule solution. »

La malade dont nous rapportons l'histoire se croit damnée : elle est persuadée qu'elle ne peut mourir, « à moins qu'elle ne soit brûlée, le feu étant la seule fin possible pour elle ».

Ces idées de suicide se rencontrent aussi chez les malheureux atteints du délire des persécutions : c'est pour montrer à ses ennemis qu'il est courageux et ne craint pas la souffrance que le persécuté d'Hospital met le feu à son lit.

Nous plaçant maintenant au seul point de vue de l'automutilation, nous constatons que, sur cinq cas, celle-ci fut quatre fois consciente; il semble, d'autre part, que le dernier cas a été accompli inconsciemment.

Les idées délirantes religieuses sont notées dans trois observations :

C'est pour essayer d'avance comment il supporterait les flammes de l'enfer que le malade de Morel se plonge le bras dans une chaudière remplie d'eau bouillante;

La malade de Magnan châtie le bras qui a péché en le plaçant au-dessus d'une lampe allumée;

C'est une voix qui ordonne à l'aliéné dont Legrand du Saulle nous rapporte l'histoire de plonger la main dans un réchaud ardent.

Enfin, la quatrième observation a trait à un « lypémaniaque » qui, dit Christian, « prenait plaisir à se brûler ».

Dans le cas de Thore, il s'agit d'une mutilation inconsciente : un stupide, après s'être écrasé le pouce dans la feuillure d'une porte, se brûle l'index en l'introduisant dans un poêle chauffé au rouge.

CHAPITRE V

AUTOMUTILATIONS DIVERSES

> Que si ta main ou ton pied te fait tomber dans le péché, coupe-le et jette-le loin de toi ; car il vaut mieux que tu entres boîteux ou manchot dans le royaume de Dieu que d'avoir deux pieds ou deux mains, et d'être jeté dans le feu éternel.
>
> (Évangile SAINT MATHIEU, XVIII, 8.)

HISTORIQUE

Ce n'est pas dans notre thèse que l'on trouvera une étude historique complète de l'automutilation : l'insuffisance de notre documentation ne nous le permet pas.

Nous nous contenterons de rapporter ici très brièvement quelques cas d'automutilation que nous distinguerons d'après les motifs qui ont fait agir les sujets.

Dans une première catégorie, nous avons rangé les diverses mutilations auxquelles se soumettent certaines peuplades non encore civilisées : elle est exercée par ces sujets dans un but esthétique ou bien elle est exécutée au cours de réjouissances et de cérémonies consacrées par l'usage.

Nombre d'explorateurs ont signalé ces pratiques. Pour se parer, les femmes Saras (peuplade habitant le territoire du Tchad) ont l'habitude d'introduire au travers des lèvres des morceaux de bois mesurant parfois 18 centimètres de diamètre pour l'inférieure et dix centimètres pour la supérieure : la lèvre est ainsi réduite à une bride très mince; qui se rompt assez fréquemment en son milieu (DESFOSSES : *Presse médicale*, 1908, 27 mai).

Certaines peuplades nègres : les Lakas, les Ndams, les Tommaks se taillent en pointe les incisives médianes supérieures (COUVY : *L'Anthropologie*, 1907, p. 549.) On observe la même pratique chez les Dissas (DECORSE : *L'Anthropologie*, 1905, p. 129).

Les Bakambas et les Basoundis (BRUSSEAUX : *L'Anthropologie*, 1891, p. 151) se perforent la cloison du nez. Ces peuplades, ainsi que les Niams-Niams (Afrique Centrale), pratiquent une mutilation identique à celle qui est en usage chez les Lakas (Dr SCHWEINFURTH : *Au cœur de l'Afrique*, p. 212).

Les femmes de l'Oubadjoua (Afrique) se font (VERNEY : *De Zanzibar à Benguéla*, p. 71) dans la lèvre supérieure un trou qu'elles agrandissent peu à peu en y enfonçant d'abord des chevillettes, puis des morceaux de bois, jusqu'à faire saillir la lèvre d'un pouce et demi à deux pouces, ce qui les défigure d'une façon hideuse et les empêche de parler distinctement.

L'Indien Jibaro, qui est sur le point de se marier, perce entre la lèvre et le menton de sa femme un petit trou dans lequel celle-ci met comme ornement un pompon de plumes brillantes (RIVET : *L'Anthropologie*, 1907, p. 666).

Plusieurs tribus d'Indiens des Guyanes, entre autres les Galibis et les Emerillons, se perforent la base de la lèvre inférieure pour y passer un petit os ou une épingle qu'ils remuent constamment avec la langue (Dr CREVEAUX, *Voyage d'exploration*, p. 404).

L'automutilation est parfois exécutée au cours de danses et de réjouissances en usage chez quelques peuplades du Congo ; l'explorateur Stanley décrit ainsi une danse fort curieuse qu'il a vu exécuter chez les N'dungos :

« Une cinquantaine d'indigènes dansaient devant moi ;

les figures, considérées au point de vue indigène, ne laissaient rien à désirer ; elles étaient exécutées avec une grande habileté ; mais la finale mérite d'être notée : les danseurs se tenaient par la main comme dans les rondes que font les enfants et formaient un grand cercle. Deux d'entre eux pénétrèrent dans le rond. Le plus jeune monta sur les épaules de l'autre, puis, tirant son couteau, poussa un grand cri répété par le chœur. Chaque fois que ce cri était jeté par les danseurs, il promenait le tranchant de son couteau sur sa langue jusqu'à ce que le sang vînt. Alors le cercle vivant se mettait à tourner plus vite et plus fort, jusqu'à ce qu'il eût la mâchoire pleine de sang.

« Je criai « halte ». La ronde s'arrêta ; le jeune homme serra tranquillement son couteau, se lava la bouche avec de l'eau fraîche et vint me regarder en souriant sans paraître autrement incommodé. »

En 1844, SERVANT (*Revue d'Orient*, t. V, p. 238), parcourant la Nouvelle Zélande, eut l'occasion d'assister aux funérailles d'un indigène : il vit les parents, les amis et les esclaves du mort « se déchirer le corps d'une manière horrible », se taillader le front, le visage, la poitrine et les épaules (CHÉREAU, *Dictionnaire encyclopédique*, XI, p. 155).

L'automutilation a été souvent pratiquée par des sujets désireux de se rendre agréables à la Divinité ou d'obtenir de celle-ci une faveur quelconque ; parfois, elle fut pour certains individus un moyen de mortification.

Chez les Romains, les prêtres de Bellone ou Bellonarii célébraient les fêtes de cette divinité en se perçant les bras et les jambes avec la pointe de leurs épées et lui offraient en libation le sang qui s'écoulait de leurs blessures (LUCAIN, *Pharsale*, I, 565).

MAURY (*Du corybantiasme*, p. 65) a vu en Algérie, à l'époque du Ramadan, des sectateurs d'Aïssa « s'imposer de cruelles mortifications » : ils s'enfonçaient dans les bras et dans les jambes des brochettes de fer ; « quelques-uns allaient jusqu'à avaler du verre pilé et s'ouvrir de larges blessures ».

M. Eugène Boré (*Correspondance et mémoires d'un voyageur en Orient*, I p, 281) dit avoir rencontré près de Samsoun des derviches qui, un jour de solennité religieuse, se traversaient les chairs des bras et des jambes au moyen de tiges de fer.

A Sounaghur (Indes) un voyageur (L. Rousselet : l'Inde des Rajahs, p. 207) a vu un mendiant « dont le bras gauche desséché et ankylosé se dressait en l'air perpendiculairement à l'épaule ; la main fermée, entourée de courroies, avait été traversée par les ongles, qui, continuant leur croissance, se courbaient en griffes de l'autre côté de la paume ; enfin, le creux formé par cette main, rempli de terre, servait de vase à un petit myrte. »

Rousselet ajoute : « Ces fakirs au bras tendu ne sont pas rares dans l'Inde. Cet usage est surtout pratiqué par les Goussaïns. Pour y arriver, le patient doit se faire attacher sur un siège ; son bras levé et tendu est lié à une barre transversale : au bout d'un certain temps, et après de vives souffrances, le bras se dessèche et s'ankylose... »

Cerise (*Des fonctions et des maladies nerveuses*, p. 284), cite le cas « d'un pénitent de Bénarés (Indes anglaises) qui couchait nuit et jour sur un lit recouvert de pointes de fer ».

Aux Indes, les sectateurs de Brahma pratiquent, lors de certaines fêtes, la mutilation volontaire : c'est ainsi que, chaque année, à la foire de Kajraha, de nombreuses potences sont dressées sur les places publiques (Rousselet. *L'Inde des Rajahs*, p. 150) : des hommes viennent s'y faire suspendre par des crocs enfoncés dans les muscles et demeurent ainsi jusqu'à ce que le lambeau de chair qui les retient vient à céder.

D'après Rousselet, cette cérémonie, appelée Parikrama, aurait été interdite à Kajraha, mais se pratiquait encore couramment (en 1873) dans toute la contrée.

Au cours de cérémonies célébrées par des danses et des chants, les derviches se tailladent la poitrine et les bras à l'aide de couperets. (Andreossy, *Constantinople et le Bosphore*, p. 108).

Les mutilations volontaires sont assez souvent pratiquées en Chine dans le but d'obtenir des faveurs de certains dieux : « Un fils dont le père ou la mère est très malade, écrit MATIGNON (*Crime, misère et superstition en Chine*, p. 127), que les médecins ont condamné, va prier dans le temple du Dieu de la Médecine, fait des offrandes à la divinité et souvent lui donne un morceau de sa chair pour la rendre plus clémente. Dans quelques circonstances, les enfants sacrifient volontiers une portion d'eux-mêmes qu'ils font cuire et manger par les parents dont ils souhaitent la guérison. » Le même auteur (p. 161) dit encore que « les bonzes boudhistes, soit par fanatisme, soit pour toucher le cœur et la bourse de leurs ouailles, s'imposent des peines corporelles très dures ou même se mutilent : ils s'écorchent par places, se brûlent profondément les chairs, écrivent des prières avec leur sang. »

Nombreux furent ceux qui, pour s'imposer des mortifications, eurent recours à la mutilation volontaire :

Saint Pacôme, pieds nus, foulait avec joie des épines (*Vie de saint Pacôme,* par Armand d'ANDILLY) ; Saint Dominique l'Encuirassé s'enfonçait des pointes de métal dans les chairs (BAILLET, *Vie des Saints*) ; sainte Marie d'Oignies (13e siècle) « voulant se punir d'un soulagement très léger qu'elle avait pris dans une maladie de jeunesse, se découpa la chair en plusieurs endroits » (*Vie des Saints*, II, p. 403) ; Sainte Rose de Lima « se ceignait le front d'une couronne d'épines qui pénétraient très profondément dans sa tête au point de lui rendre la parole et la toux pénibles, sinon impossibles » (CHARBONNIER, *Maladies et facultés diverses des mystiques*, p. 85) ; « le diacre Pâris portait une plaque de fils de fer en forme de cœur armée de pointes qui entraient si avant dans sa poitrine par les coups qu'il se donnait que le sang sortait » (REGNARD, *Sorcellerie, magnétisme*, p. 115).

« Quelques convulsionnaires de Saint-Médard se firent, écrit CALMEIL (*De la folie*, II, p. 369), traverser les pieds et les mains par d'immenses clous de fer qui allaient ensuite se fixer dans les branches et dans l'arbre de la croix... D'autres se faisaient percer la langue et larder les chairs avec des épées. » Il y eut de ces fanatiques qui restèrent durant plusieurs heures fixés sur une croix (BINET-SANGLÉ, *la Folie de Jésus*, p. 232). « D'autres, enfin, écrit BRIQUET (*Traité clinique et thérapeutique de l'hysterie*, p. 298), se faisaient tordre les seins à l'aide de tenailles. »

Certains sujets n'ont eu, en se mutilant, d'autre but que d'en finir avec l'existence.

Cléomènes Ier, qui régnait à Lacédémone vers l'an 491 avant Jésus-Christ, était, d'après HÉRODOTE « tombé en frénésie »; plusieurs esclaves avaient reçu la mission de le surveiller. L'historien grec nous rapporte que le pauvre dément s'empara d'un couteau appartenant à un des ilotes chargés de le garder : bien qu'étroitement fixé par des entraves de bois, il réussit à se dégager et, à l'aide de cette lame, « se déchira les jambes dans toute leur longueur. Des jambes il passa aux cuisses, des cuisses aux hanches, aux flancs. Il finit par se taillader le ventre et succomba. »

Vers l'an 162 avant Jésus-Christ, le juif Rhazias n'échappa que par la mort volontaire aux soldats de Nicanor, qui avaient reçu l'ordre de s'emparer de lui.

Le malheureux israélite s'était enfermé dans une tour. Cerné dans cette retraite « Rhazias (*Les Macchabées*, Livre II, chap. XIV, par. VI. v. 37-46) vit qu'il n'y avait plus moyen d'échapper : il se poignarda, aimant mieux mourir noblement que de tomber au pouvoir de ces scélérats et d'être outragé d'une manière indigne et déshonorante. Mais comme il avait manqué son coup dans la précipitation de la lutte et que déjà la troupe pénétrait dans l'intérieur, il courut sur le mur, avec un mâle courage, et se jeta en bas au milieu de la foule... Il respirait encore, et, quoique son sang coulât à flots et que ses blessures fussent très graves, il se releva, courut à travers les masses, et, se plaçant sur un

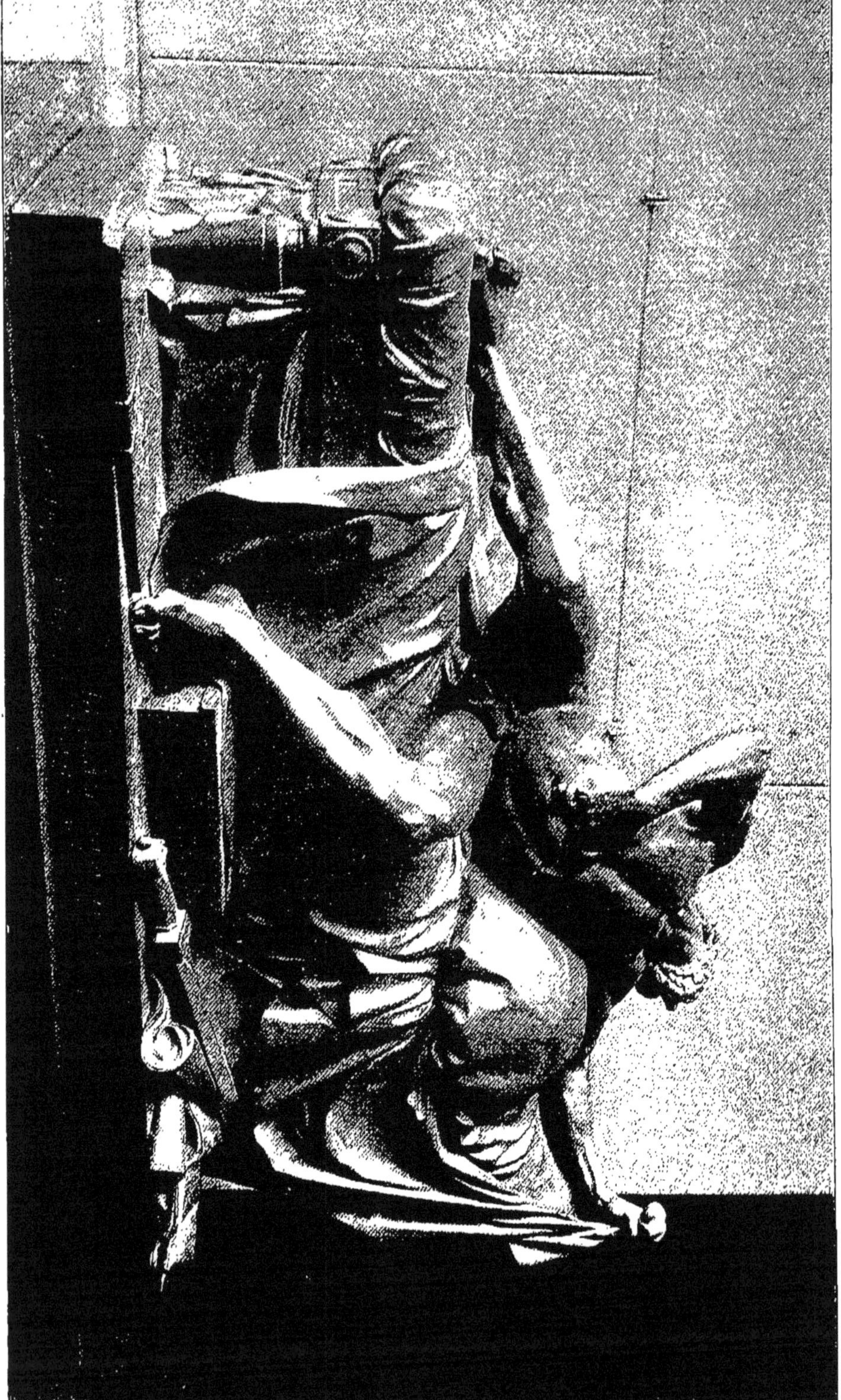

rocher escarpé, il saisit des deux mains ses entrailles et les lança contre la troupe en invoquant le maître de la vie et de l'esprit... Voilà comment mourut Rhazias. »

En l'an 95 avant Jésus-Christ, Marcus-Porcius Caton, gouverneur d'Utique, voyant cette ville assiégée et sur le point de tomber aux mains de l'ennemi, résolut d'en finir avec la vie : après un dernier entretien avec ses amis, il plaça son épée sous son chevet et se coucha en disant : « Je suis maintenant mon maître ! » Il dormit d'un profond sommeil jusqu'à l'aube et s'ouvrit le ventre à son réveil. Revenu d'un évanouissement pendant lequel on l'avait pansé, il arracha l'appareil et attira ses entrailles hors du ventre : il expira peu après.

L'ouverture des veines fut un mode de suicide auquel de nombreux personnages de l'antiquité eurent recours : Lucain (65 ap. Jésus-Christ), le philosophe Sénèque, Pétrone, l'empereur Quintillius, Sévère II, etc..., employèrent ce moyen pour en finir avec une existence qui leur était à charge.

Il y eut des sujets qui tentèrent de se donner la mort en ingérant des corps étrangers. Durant son séjour à la Bastille, Mme de Brinvilliers essaya de mettre fin à ses jours en avalant des fragments de verre et des épingles (Ravaisson, *Archives de la Bastille*, IV, p. 168, 171).

A Lyon, le jacobin Chalier ne réussit qu'à se blesser légèrement au pharynx et à l'œsophage en absorbant des clous. (Cabanés et Nass, *La névrose révolutionnaire*, p. 157).

D'autres, comme Jean de Bar, qui avait été condamné pour faux à la prison perpétuelle, abrégèrent leur existence en se fracturant la tête contre les murs de leur cachot.

L'automutilation a été exécutée par les suicideurs à l'aide d'instruments et d'objets les plus divers.

En 1777, lord Clive, fils du grand homme d'État anglais, s'empara d'un grattoir laissé sur son bureau et s'en porta plus de mille coups. « Trouvant la mort trop lente (Métra,

Correspondance secrète, IV, p. 283), il chercha à la hâter en déchirant ses plaies avec ses mains. »

En 1789, Stephano Zannowich, écrivain albanais, s'ouvrit les veines avec un morceau de verre.

En 1792 un vieil officier, nommé Bajot, se taillada le ventre avec un rasoir (DES ETANGS, *du Suicide politique*, p. 82).

En 1794, le conventionnel Osselin, enfermé au Plessis, s'enfonce dans la poitrine un clou qu'il avait arraché aux murs de sa prison. « On discuta longtemps (CABANÉS et NASS, *La névrose révolutionnaire*, p. 149) si on devait enlever le clou ou le laisser dans la plaie. On se rallia à cette dernière résolution afin de pouvoir le supplicier vivant ».

« Un homme, n'ayant entre les mains qu'un grossier verre de bouteille (CABANÉS, p. 157), entreprit de s'ouvrir les veines et se fit en un instant plus de trente blessures. Le matin, on le trouva baigné dans son sang, halelant encore ».

En 1837, le théologien hessois Weidig, emprisonné pour des faits politiques, s'ouvre la gorge et les veines des pieds à l'aide de fragments de verre.

En 1876, le sultan de Turquie, Abd-ul-Aziz, se suicide en s'ouvrant les veines des bras avec des ciseaux.

Suivant un usage très ancien, les Japonais, désireux d'en finir avec l'existence, se donnent la mort en s'ouvrant le ventre avec un sabre. Parfois le sujet se contente d'un simulacre en se faisant une simple entaille à l'aide d'un canif : aussitôt après, un ami le fait passer de vie à trépas en le décapitant.

Nous n'avons trouvé dans l'histoire et la littérature qu'un très petit nombre de faits se rapportant à l'automutilation proprement dite : ce sont ces cas que nous avons rangés dans cette dernière catégorie. Les mobiles auxquels ont obéi les sujets sont les plus divers : c'est ainsi qu'un philosophe se coupe la langue, croyant faire preuve de courage dans l'adversité; un autre se fait une mutilation identique pour ne pas livrer un secret.

Au IVe siècle avant Jésus-Christ, Anaxarque, philosophe d'Abdère et disciple de Démocrite, qui s'était suscité de nombreux ennemis en raison de sa franchise, s'attira la haine de Nicocréon, tyran de Chypre : celui-ci le fit piler dans un mortier. Au milieu de ce supplice, Anaxarque insultait encore au tyran. Nicocréon l'ayant menacé de lui faire arracher la langue, le philosophe lui répliqua : « Tu ne le feras point, petit efféminé! » et aussitôt il se la coupa avec les dents et la lui cracha au visage.

Le philosophe Zénon, qui avait dirigé une conspiration contre Demylos, tyran d'Elée, avait été trahi et livré aux mains de celui-ci. Soumis aux tortures les plus cruelles et sommé de révéler le nom de ses complices, Zénon désigna tous les amis du tyran et le tyran lui-même, puis se coupa la langue avec les dents et la projeta à la face de Demylos.

En l'an 322 avant Jésus-Christ, l'orateur athénien Hypéride fut condamné à mort pour avoir combattu en faveur de la liberté hellénique contre la Macédoine : livré au bourreau et craignant que la violence des tourments ne lui arrachât les secrets d'État qu'Antipater lui demandait, il se coupa la langue avec les dents.

D'après le canon de Muratori, « Saint Marc (martyr en l'an 68 après Jésus-Christ), qui était d'origine lévitique et fils de Saint Pierre par le baptême et « son disciple en parole divine », se serait coupé le pouce après sa conversion, pour se rendre impropre au sacerdoce juif, ce dont il fut récompensé par la Providence, puisqu'il devint évêque d'Alexandrie. » (Alfred Loisy : *Les Évangiles synoptiques*, t. I, p. 51).

Nicefore de Calliste (*Histoire ecclésiastique*, t. I, p. 249) rapporte le cas d'un religieux qui se coupa la langue au cours de son martyre, ordonné par l'empereur Dioclétien :

« Ce moyne, après infinité de tourments qu'il endura par contrainte, fut attaché et lié sur un lict : et pour compagnie luy fut amenée une jeune femme dissolue, habitant les bordeaux, laquelle se prit à l'embrasser, baiser et mener et couler ses mains lascives aux membres secrets du pauvre homme : n'oubliant aucune chose qui ne peust induire à paillardise, ainsi usant de tous allèchements impudiques, et lascivités eshontées, dont elle se scavoit bien aider pour provoquer l'appétit à luxure. Le bon Religieux, ainsi lié qu'il estoit, n'ayant pouvoir de faire autre chose, coupa sa langue avec ses dents et la mit en morceaux, puis en crachant la jeta au visage de la putain : Par quoy au lieu de donner entrée à volupté, il se moyenna de grièsves douleurs, et fit honte à la paillarde effrontée, lui causant ennuy et estonnement par le voir victorieux de ses allechemens amoureux, tant puissans à réveiller les esprits de la chair ».

On ne peut passer sous silence une vieille légende qui est rapportée par tous les anciens auteurs, et qui raconte que vers la fin de sa vie, le pape Léon Ier se serait coupé la main ; « les uns, comme Th. Raynaud, disent qu'une femme d'une très grande beauté ayant été admise le jour de Pâques à lui baiser la main, le pontife sentit la rebellion de la chair et voulut s'en punir ; c'est de cette époque, ajoutent-ils, que date la coutume de baiser les pieds du pape ; les autres, comme Sabellicus, prétendent que Léon Ier se reprochait seulement d'avoir conféré les ordres à un homme indigne. Tous d'ailleurs s'accordent à dire qu'un miracle rendit la main au pontife ». (HOEFER : *Nouvelle biographie générale*, t. XXX, p. 107. — Hippolyte MAGEN : *Les Prêtres et les Moines à travers les âges*, p. 61).

Sainte Ebba (HOEFER : *Nouvelle bibliographie générale*, t. XV, p. 591), qui fut martyrisée à Colignan vers 870, était abbesse d'un couvent de religieuses. Ayant appris l'approche de Stuba et de Hinguar, chefs danois qui désolaient l'Irlande et mettaient tout à feu et à sang, et craignant pour ses religieuses quelque chose de plus grave que le pillage, elle leur persuada, afin de ne pas exciter les désirs des barbares, de se défigurer et de se couper le nez et la lèvre supérieure. Les Danois, les trouvant dans ce pitoyable état, en eurent horreur et les brûlèrent avec le monastère. (BARONIUS, Annales 870. — MORERI, Grand Dictionnaire historique « Ebba ».)

L'automutilation a été observée chez des sujets en proie à un accès de délire :

ARÉTÉE (*De causis et signis morb. diuturn.* Livre I, chap. 6) dit « avoir vu des malades se déchirer leurs propres membres par esprit de religion et pour en faire un hommage aux dieux qui leur demandent ce sacrifice ».

En 1672, Mme DE SÉVIGNÉ (lettre 281, édition Monmerqué), écrivait à sa fille : « Voici une histoire très tragique de Livry. Vous vous souvenez bien de ce prétendu très dévot, qui n'osait tourner la tête ; je disais qu'il semblait qu'il y portait un verre d'eau. La dévotion l'a rendu fou : une belle nuit, il s'est donné cinq ou six coups de couteau ; et, tout nu, tout en sang, il se mit à genoux au milieu de la chambre. On entre, on le trouve en cet état : « Eh ! mon Dieu ! mon frère, que faites-vous ? et qui vous a accommodé ainsi ? — Mon père, dit-il froidement, c'est que je fais pénitence. » Il tombe évanoui ; on le couche, on le panse, on le trouve très blessé ; on le guérit après trois mois de soins. »

CHOPART (t. II, p. 131) rapporte le cas du poète Gilbert. « Il fut reçu à l'Hôtel-Dieu de Paris en novembre 1780 pour être traité de la folie. Cinq semaines avant d'entrer dans cet hôpital, il avait avalé la clef de la porte de sa chambre, longue de cinq pouces quatre lignes. Comme on la cherchait, il dit qu'il l'avait avalée ; mais sa folie empêcha d'ajouter foi à ses propos. Il ajoutait fréquemment et en riant qu'il avait dans la gorge la clef de sa chambre. Décédé, il fut autopsié et on trouva la clef dans l'œsophage, l'anneau situé en bas et le panneton accroché sur les cartilages aryténoïdes. »

Que conclure de ce rapide exposé historique ? Tous les cas que nous avons rapportés apparaissent comme très différents par leur localisation et par le mobile qui a présidé à l'acte.

Au point de vue de la localisation, il semble que l'ouverture des veines des bras ait été le plus souvent pratiquée par les suicideurs de l'antiquité.

Les motifs qui ont fait agir les sujets sont les plus divers : certaines mutilations constituent de véritables coutumes esthétiques, funéraires ou religieuses ; parfois, c'est le besoin de mortification qui pousse certains individus à se faire des blessures ; dans le plus grand nombre de cas, l'acte mutilateur ne fut qu'un moyen d'en finir le plus rapidement possible avec l'existence.

Quant aux faits ayant trait à l'automutilation proprement dite, ils sont peu nombreux, mais très divers par leur localisation : il semble cependant que les mutilations de la langue aient été fréquemment pratiquées.

II. — ÉTUDE CLINIQUE

A. — AUTOMUTILATION DIRECTE

Comme nous l'avons fait pour les mutilations sexuelles, nous avons classé les cas rapportés dans ce chapitre en automutilations conscientes et inconcientes.

I. — AUTOMUTILATION CONSCIENTE

Les mobiles qui ont fait agir les sujets nous sont le plus souvent connus ; parfois, cependant, le but poursuivi par certains mutilateurs ne peut être déterminé exactement.

Dans une première catégorie, nous avons rangé les observations dans lesquelles le *motif* qui a poussé le sujet à se mutiler est demeuré *inconnu* ou *incertain*.

CAZAUVIELH. — **Automutilation chez un mélancolique.**

(Du suicide et de l'aliénation mentale, p. 257).

Alexis, âgé de 23 ans, fils d'un cultivateur très aisé, d'une constitution médiocre, d'une taille au-dessous de la moyenne, d'une intelligence assez bornée, s'adonnait à l'ivrognerie. Il avait souvent été grondé par ses parents pour ce fait. Le 6 décembre 1831, il le fut encore dans la matinée ; cependant, durant toute la journée, Alexis s'occupa de ses travaux agricoles. Le soir, il était assis auprès du foyer domestique, en compagnie de son père, de sa mère et de sa sœur ; soudain, sans agitation, sans incohérence dans ses discours, sans colère, mais en conservant toujours son air sournois, Alexis se lève, prend un couperet de la main droite, pose la main gauche sur un bloc et d'un seul coup fait tomber les extrémités des quatre derniers doigts de cette même main. Ses parents sont effrayés, Alexis ne dit rien...

Pressé par le médecin de lui dire dans quel but il s'était ainsi mutilé, il répond toujours : « Je n'en sais rien... c'est une idée qui m'a passé comme çà. » On n'en put savoir davantage.

L'une des sœurs de sa mère est morte en démence et la seconde est aliénée en ce moment.

Cazauvielh attribue cette automutilation à un accès de folie provoqué par la mélancolie dont était atteint le jeune Alexis,« Alexis ayant présenté dès l'enfance un caractère bizarre, des goûts, des penchants, des habitudes particulières qui dénotaient chez lui un état ordinaire de mélancolie. »

Trélat. — **Perforation du crâne**.

Ann. Méd. psych., 1845, t. V, p. 464.

Un ouvrier en chaises, ayant depuis quelques années la tête un peu troublée, prit de la main gauche un des ciseaux bien trempés, employés dans sa profession, s'en appuya le tranchant sur le milieu du crâne; puis, la main droite armée d'un maillet de bois, se mit à frapper à coups redoublés sur l'instrument jusqu'à ce que celui-ci fût arrêté par le rebord en fer qui sépare le manche de la lame. La portion introduite avait de 9 à 10 centimètres de longueur sur 6 à 7 millimètres de large...

Le malade vint à pied à l'hôpital. Après de grands efforts on lui fit l'extraction de ce corps étranger et la guérison se fit à peine attendre quinze jours. Le ciseau avait dû traverser la suture interpariétale, se glisser dans l'intervalle des deux lobes cérébraux et pénétrer jusqu'aux tubercules quadrijumeaux sans les altérer.

Michéa. — **Automutilations chez deux mélancoliques**.

De l'anesthésie, *Ann. méd. psych.*, 1856, t. II, p. 252.

Michéa dit avoir vu un mélancolique qui s'était scié avec un tesson de bouteille la moitié du sternum. Un autre mélancolique, après s'être ouvert les veines des bras et des jambes avec un clou, s'était labouré la peau de l'abdomen et du thorax avec ce même clou. Ces deux malades étaient analgésiques au plus haut degré, dit MICHÉA, qui leur enfonçait des aiguilles dans les membres et leur plaçait de l'amadou en ignition sur la peau.

DELASIAUVE. — **Mutilations, tentative de suicide chez un épileptique impulsif.**

Des pseudo-monomanies : *Ann. méd. psych.*, 1859, t V, p. 242.

Un jeune épileptique, lucide d'ailleurs, obéissait aux plus étranges fantaisies ! Souvent, et sans avoir à s'en plaindre, il dirigeait contre les serviteurs et les malades, des accusations colomnieuses et habilement colorées. Le vol lui était familier. Il frappait ou polluait les idiots inoffensifs qu'il surprenait ou attirait à l'écart. Parfois il se délectait à manger des ordures ou se mutilait de ses propres mains avec une effrayante impassibilité. Un jour, il essaya de se suicider, et, comme on lui demandait la raison de ces actes, il se contentait de répondre que « des idées le poussaient ». L'ébranlement convulsif provoquait ces anomalies, habituellement transitoires. A mesure qu'elles s'effaçaient, le calme renaissait et la figure repassait d'un éclat sombre à une expression naturelle.

Amputation volontaire du poignet chez une femme en état d'ivresse.

Rapportée dans les *Ann. méd. psych.*, 1863, t. I, p. 475.

Dernièrement une femme se présente en état d'ivresse à l'hôpital du collège de l'Université, la main manquant à son poignet gauche : « Tiens, s'écria-t-elle en entrant, que je suis fâchée : n'ai-je donc pas oublié ma main à la maison ? C'était, je vous l'assure, une charmante main. Comme je me la suis coupée, je venais savoir s'il n'y avait pas moyen de la réappliquer. » La malheureuse se l'était, en effet, retranchée volontairement elle-même dans un état d'ivresse, et l'on ne put que régulariser la plaie en amputant l'avant-bras à son extrémité inférieure.

MAC DOWALL. — **Corps étrangers dans le colon. Abcès s'ouvrant à travers la paroi thoracique Emphysème localisé. Empyème.**

Journal of mental science, 1882 ; *Ann. Méd. psych.*, 1885, t. I, p. 312.

Le sujet de cette observation est un dément connu par ses goûts dépravés. Après s'être bien porté pendant 22 ans, cet homme se plaint d'une douleur entre la 8e et la 9e côte, où l'on constate une légère intumescence. On suppose qu'il est tombé de son lit, et l'on diagnostique, bien que la crépitation manque, une fracture de côte. Il se rétablit rapidement. Mais, un an plus tard, les mêmes symptômes reparaissent, avec de l'emphysème en plus. Cette fois, il est emporté par des accidents d'infection purulente. A l'ouverture du corps, on découvre, à la jonction du côlon transverse et du côlon descendant, une tumeur volumineuse qui se prolonge en haut à travers le diaphragme jusqu'à la paroi thoracique, sans intéresser la plèvre. Elle contient de nombreux corps étrangers : neuf morceaux de bois et de fil de métal de trois à cinq pouces de long, des pièces d'étoffe, des feuilles, etc.

ROCHARD. — **Ouverture du ventre.**

Ann. d'hygiène et de médecine légale, 1889, mai, p. 399.

Un ouvrier du port de Brest, consigné à l'hôpital de la Marine à la suite d'une tentative de meurtre, qui, après avoir frappé à coups de couteau un certain nombre de ses compagnons de salle (la scène se passait au milieu de la nuit), se mit à danser frénétiquement en s'enfonçant son arme dans le ventre à tours de bras. Quand une anse intestinale s'échappait par la plaie, il la tranchait. Il continua à se mutiler de la sorte jusqu'à ce qu'il fût tombé épuisé par l'abondance de l'hémorrhagie.

RUSSELL STRAPP. — **Notes sur un cas d'extraction de corps étrangers du vagin.**

The Journal of mental science, juillet 1895.

Il s'agit d'une maniaque âgée de cinquante et un ans, qui était à l'asile depuis une vingtaine d'années. Depuis trois ans, elle souffrait d'une leucorrhée fétide. L'exploration du vagin montra la cause de cet écoulement et l'on dut extraire de ce conduit plusieurs corps étrangers : un gros éteignoir en métal, un coin en bois, une boule de cuivre munie d'une tige mesurant trois pouces de circonférence. Les corps étrangers avaient contracté des adhérences avec la paroi vaginale.

Automutilation.

Ann. méd. psych., t. VIII, 1898, p. 522.

Le nommé François Le Goff s'est coupé le ventre de gauche à droite avec un très fort couteau et, s'acharnant sur ses propres entrailles, il en coupa deux ou trois morceaux qu'il eut le courage de jeter loin de lui. Un médecin, appelé en toute hâte, s'est trouvé dans l'impossibilité de rien tenter en présence de cette affreuse mutilation.

Burgess. — **Corps étranger de l'intestin Mort. Autopsie.**

Communication à la Société médico-psychologique de Québec. Séance du 4 juillet 1898. *Ann. Méd. psych.*, 1899, t. IX, p. 135.

R. S..., 32 ans, démence chronique.

3 juillet 1898. Diarrhée légère, peu ou pas de douleur, aucun trouble constitutionnel. Alité. Pilules de plomb et opium. Diarrhée cesse.

7 juillet — Se plaint d'une douleur légère à l'abdomen, pas de symptômes constitutionnels. Diarrhée réapparait.

9 juillet. — Accuse de nouveau des douleurs à l'abdomen. Plusieurs vomissements durant la journée, mais pas de diarrhée.

10 juillet. — Vomissements constants avec symptômes de collapsus. Mort.

Autopsie. — En ouvrant l'abdomen, jaillit un liquide abondant, trouble et brunâtre, à odeur fécale. Du côté gauche, au niveau de l'ombilic, se trouve une petite plaque gangréneuse, d'où sort un morceau d'aiguille brisée. En palpant le grand épiploon, on trouve un autre fragment d'aiguille. En séparant les anses intestinales très adhérentes, on trouve un fil de fer (épingle à cheveux) qui pénètre le mésentère à environ deux pouces du bord de l'intestin, pénétrant aussi l'une des anses de l'iléon. On note quatre lacérations de l'intestin situées à près de 18 pouces de la valvule iléo-cœcale.

Poirson. — **Un aliéné automutilateur.**

Arch. de Neurologie, 1902, t. XIV, p. 481.

T..., 38 ans, sans antécédents héréditaires ni personnels, ne présente pas de stigmates de dégénérescence. On note chez ce sujet un amoindrissement considérable de la sensibilité sans zones délimitées.

Le certificat de 24 heures porte qu'il est atteint de dégénérescence et de débilité mentales avec idées délirantes polymorphes (culpabilité, persécution, mysticisme, satisfaction personnelle exagérée) et hallucinations de la vue et de l'ouïe.

Six semaines après son entrée à l'asile de Maréville, on constate, en examinant T..., l'existence d'un phlegmon au devant du grand pectoral droit. Ce phlegmon, dont le diamètre et la saillie sont représentés par une moitié de mandarine, est percé en son centre d'une petite ouverture par où s'écoule un pus très fétide. T..., à aucun moment, ne s'est plaint et n'a demandé à être examiné par un médecin. Un débridement et un nettoyage font sortir du phlegmon une grande quantité de pus, une allumette, la mine d'un crayon de la longueur de six centimètres et un fragment de bois de crayon. Malgré les soins habituels, le phlegmon se propagea en tous sens : c'était alors un phlegmon diffus de tout le côté gauche de la face antérieure du thorax avec vastes décollements. Le malade est alité; des incisions multiples sont pratiquées; on place des drains, on fait des lavages et des pansements antiseptiques sont appliqués.

Tout semble fini à la partie supérieure du thorax lorsque, le mois suivant, on note la formation, au niveau du tiers supérieur du sternum, d'une tuméfaction dure et non fluctuante, qui est aussitôt incisée: il s'en écoule cependant une faible quantité de pus et de sérosité. L'exploration à l'aide d'un stylet démontre l'existence d'un phlegmon en bouton de manchette, formé de deux poches situées, l'une en avant, l'autre en arrière du sternum, et réunies par un trajet passant entre le corps et la poignée de l'os.

L'écoulement séro-purulent persiste pendant trois mois et finit par se tarir.

Un an après la guérison du phlegmon, le malade succomba au cours d'une pneumonie centrale des deux lobes du poumon gauche. A l'autopsie, on découvrit dans le lobe gauche du foie, au niveau de sa face supérieure, une épingle sans tête implantée dans le tissu hépatique: cette épingle, longue de 25 millimètres, était enfoncée de quinze millimètres, dix millimètres restant en dehors.

Quels furent les points de pénétration de l'épingle dans le corps de T... et le chemin qu'elle suivit pour arriver là où elle fut trouvée? Cela est difficile à établir d'une façon certaine.

Il convient de noter qu'on ne put savoir pour quel motif le malade s'était introduit des corps étrangers au niveau de la poitrine.

VIGOUROUX et CHARPENTIER. — **Observation de corps étrangers chez un aliéné.**

Ann. Méd. psych., 1903, t. XVIII, p. 303.

Il s'agit d'un nommé P..., âgé de 35 ans, qui, à son entrée à l'asile de Vaucluse, le 3 novembre 1902, nous apparut comme un homme atteint de dépression mélancolique avec mutisme, préoccupations mystiques et idées de persécution.

Dans la suite de son séjour à l'asile, il sembla tomber dans la démence, ne paraissant comprendre en rien ce qu'on lui disait.

Il se promenait seul, muet et sombre, dans la cour du quartier, et personne n'avait remarqué qu'il avalait des cailloux, lorsqu'un jour il fut pris de coliques et de diarrhée.

Il fut alité et, un matin, l'infirmier chargé de prendre la température rectale, fut surpris de sentir le thermomètre buter contre un obstacle résistant, à peu de distance de l'anus. Aussitôt, il introduisit un doigt dans le rectum du malade et fut surpris de le trouver bourré de cailloux.

Le malade souffrait pendant les efforts de défécation, et ceux-ci, du reste, restaient sans résultat.

Au toucher rectal, on sentait, en effet, le rectum littéralement bourré de ces corps étrangers.

Des lavements, le doigt introduit dans le rectum, ne purent donner issue qu'à quelques cailloux. Nous résolûmes d'agir sous le chloroforme. Nous pûmes alors extraire facilement 266 cailloux. Les jours suivants, le malade en expulsa de lui-même 188 autres. Ils forment donc un total de 454. Leur masse entière tient dans deux flacons d'une contenance totale de 360 centimètres cubes et pèse 500 grammes. Ce sont les cailloux ordinaires des cours de l'asile avec, en plus, quelques morceaux de verre.

Il est vraisemblable que l'ingestion de ces corps étrangers s'est faite à de nombreuses reprises et a duré très longtemps. Peut-être furent-ils, pendant un certain temps, expulsés au fur et à mesure de leur ingestion, enrobés dans les matières fécales? Alors, une diarrhée survint pour une cause quelconque qui précipita presque tous les cailloux dans l'ampoule rectale et, supprimant leur enrobement dans les matières fécales, empêcha leur expulsion spontanée. C'est, du moins pour nous, l'hypothèse la plus vraisemblable.

Sizaret. — **Blessures volontaires chez une malade atteinte de folie maniaque dépressive.**

Observation inédite obligeamment communiquée par M. le Docteur Sizaret, médecin en chef de l'asile de Rennes.

Mlle X..., 59 ans, célibataire, sans antécédents héréditaires ni personnels, est admise à l'asile en 1888.

Cette malade présente tour à tour des alternatives d'excitation et de dépression ; en proie à des hallucinations de l'ouïe, elle accuse des idées de ruine, des idées vagues de persécution.

Actuellement (juin 1908) X... cherche continuellement à se faire du mal par tous les moyens, et, malgré une surveillance attentive, y arrive parfois.

Son grand bonheur est d'être à la portée d'un angle de meuble, d'un mur, d'une porte, de tout objet saillant pour s'y frapper la tête : « Que ce serait bon, nous dit-elle, si tu me mettais à côté de cette table de marbre ! » Si on lui demande pourquoi elle se blesse ainsi, elle répond invariablement : « Qu'est-ce que cela peut te faire, tu ne sens rien, je pense ? » De temps en temps, voyant qu'elle est dans l'impossibilité de se faire mal, elle donne des coups de pied dans les meubles et frappe les personnes qui l'approchent de trop près.

Parfois elle se mouche pendant 5, 10 minutes, jusqu'à ce qu'elle s'aperçoive son mouchoir se teinter de sang.

Le soir, à l'heure du coucher, elle profite de la moindre distraction des infirmières pour se précipiter tête baissée contre les murailles et les cloisons, sur lesquelles l'empreinte de son front est marquée en plusieurs endroits.

Automutilation chez un dément précoce.

Observation recueillie dans le service de M. le Professeur-agrégé RAVIART médecin-chef à l'asile d'Armentières.

C.... Adolphe, 40 ans, journalier, célibataire, sans antécédents héréditaires ni personnels, est admis à l'asile le 3 décembre 1893. A son entrée, le malade « présente du délire de persécution avec hallucinations de l'ouïe, de l'excitation maniaque avec désordre confus des actes, des idées baroques multiples et variables ; il délire complètement à toute question qui lui est adressée, se figure qu'on lui en veut, qu'on lui a volé de l'argent, qu'on refuse de lui payer les sommes dues sous prétexte qu'il est poitrinaire et prétend qu'on veut l'empoisonner ». Rien à signaler au point de vue physique.

D'agité qu'il était lors de son arrivée à l'asile, il se montra quelques mois plus tard déprimé, taciturne au point de ne répondre à aucune question.

Le 12 janvier 1906, le malade, qui portait à la face antérieure de l'avant-bras gauche un tatouage de grande dimension représentant un cœur percé d'une flèche, est surpris en train de faufiler le contour de ce dessin au moyen d'un fil de fer auquel était attaché un bout de ficelle. C... avait ainsi, à l'aide de ce fil et de cette aiguille rudimentaires, fait une suite de points de couture qui intéressaient à la fois la peau, le tissu cellulaire sous cutané et une partie des muscles superficiels. Le malade, qui ne paraissait nullement incommodé, résista de toutes ses forces lorsqu'on voulut lui enlever les points de cette singulière couture et ne donna aucune raison pouvant légitimer son acte.

Voici maintenant les cas d'automutilation dont les mobiles nous sont connus.

Nous rapportons tout d'abord les actes dictés par le désir de *se suicider*.

Suicide.

Revue médicale, avril 1827, cité par BERTRAND (Louis). Traité du Suicide, p. 210.

Un boucher de la Haute-Silésie, mélancolique et livré au désespoir, se frappe plusieurs fois la tête contre les murs, puis il saisit un couperet, et du tranchant de cet intrument se frappe le front avec tant de force et d'opiniâtreté qu'il tombe mort. Le milieu du front est percé d'un trou longitudinal de bas en haut et d'un demi-pouce de large en dedans, à bords inégaux et hachés. Autour de ce trou existent vingt blessures un peu plus petites, provenant de coups de couperet plus faibles et en partie mal appliqués. On a calculé que ce malheureux avait dû se porter au moins une centaine de coups avant de succomber à sa fureur.

Leuret. — **Automutilation.**

Fragments psychologiques sur la folie, p. 398.

Pendant l'année 1826, des prêtres, sous le nom de missionnaires, parcouraient la France et, par leurs prédications et leurs cérémonies, attiraient à eux une grande partie de la population. Mathilde vivait chaste épouse et bonne mère de famille; elle était sans remords comme elle était sans envie; mais les sermons qu'elle entendit troublèrent son repos; tout lui devint péché, et, comme le Dieu qu'on lui prêchait punissait de la mort éternelle des fautes inséparables de la faiblesse humaine, elle se crut coupable et désespéra de pouvoir jamais obtenir son pardon. La terreur ébranla toutes les forces de son âme. Les consolations et les raisonnements ne pouvant rien sur elle, on la fit conduire à Charenton. Elle était dans la force de l'âge, d'une bonne santé physique, mais dans un affreux abattement, et, sur sa figure, une expression lugubre, déchirante, anxieuse, semblait dire : Je suis damnée! Ces mots : « je suis damnée », elle les répétait à chaque instant, et le jour et la nuit.

Elle essayait tous les moyens imaginables pour se donner la mort, et, sans la plus grande surveillance, elle ne serait pas restée une heure vivante à Charenton. Un jour, on fut assez malheureux pour ne pas l'en empêcher, elle se procura une lame de fer, et lorsqu'on l'eut couchée dans sa loge, elle fit tant qu elle se débarrassa de la camisole de force qu'on ne lui ôtait jamais. Les mains libres, elle s'ouvrit avec cette lame de fer la peau du sommet de la tête, puis, tirant cette peau avec ses deux mains, elle la déchira depuis le front jusqu'à la nuque. Le crâne était complètement à nu, la peau déchirée était renversée sur les oreilles. On sutura la plaie. Malgré la surveillance qu'on exerçait sur elle, Mathilde parvint à se procurer une boucle; elle attendit que sa garde fût endormie, parvint à se détacher, porta les doigts dans la plaie et, l'ayant ouverte, elle se fit avec l'ardillon de sa boucle un trou qui pénétra dans le crâne. Le sinus longitudinal supérieur fut ouvert, ce qui détermina une hémorrhagie abondante, que l'on ne put arrêter et à laquelle la malade succomba quelques jours plus tard.

SONNIÉ-MORET. — **Corps étrangers dans l'estomac, le vagin et l'urèthre, qui ont causé la mort après deux mois de séjour.**

Archives de médecine, 2e série, 1835, t. VIII, p. 183.

Adélaïde Louvet, âgée de 39 ans, est amenée à la Pitié le 2 mai 1835.

La malade nous apprend qu'elle a perdu beaucoup de sang par le vagin; après avoir opposé quelque résistance, la malade se laisse toucher: je fus fort étonné de rencontrer, dès l'entrée du vagin, un obstacle qui me parut causé par une longue aiguille sortant de l'urèthre. Le chirurgien, M. Clément, exerça quelques tractions, et amena un corps étranger composé de fils de fer, rapprochés de manière à présenter une extrémité mousse et arrondie. Le nombre des fils qui forment cette espèce de bouchon est de huit. Le doigt, reporté dans le vagin, rencontrait un autre corps étranger, qui fut extrait le 4 mars : ce corps étranger n'était autre qu'un compas de cuivre dont les branches avaient été cassées après avoir été tordues en dehors, de manière que la petite surface très inégale résultant de la cassure correspondait aux parois du vagin. La tête de l'instrument appuyait sur le col de l'utérus. La malade expire le 4 mai à cinq heures du soir.

Cette femme avait eu, peu après son mariage, la tête dérangée. Son caractère était mélancolique; elle recherchait la solitude et évitait même la société de ses parents. Il y a dix mois qu'elle perdit son mari sans avoir eu d'enfants; depuis cette époque, on la vit vendre successivement tous ses meubles, et employer l'argent qu'elle en retirait à se procurer des liqueurs enivrantes. En s'introduisant un corps étranger dans l'urèthre, « elle n'avait d'autre but, disait-elle, que de boucher le conduit des urines et de déterminer la mort par le gonflement du ventre ».

A l'autopsie, on trouve dans l'estomac de cette femme: trois forts clous enveloppés d'un chiffon de toile maintenu par des circulaires de fil, vingt-cinq fragments de laiton: le poids total de ces matières est de 160 grammes. L'urèthre présente deux déchirures. Le vagin est perforé près du col utérin sur une longueur de quatre lignes.

ESQUIROL. — **Suicide.**

Citée par Louis BERTRAND : Traité du suicide, p. 215.

Un cordonnier, âgé de 45 ans, logé place du Louvre, jouissant d'une bonne santé et faisant de très bonnes affaires, avait passé la journée avec sa famille. Le lendemain, de très bonne heure, il ouvre sa boutique, va boire, suivant son usage, un verre d'eau-de-vie chez l'épicier, son voisin, et rentre chez lui : environ dix minutes après, ses ouvriers viennent pour le travail et trouvent ce malheureux étendu dans son arrière-boutique ; il s'était ouvert le ventre avec un tranchet et avait repoussé ses intestins hors de la cavité abdominale. On apprit que cet homme avait perdu au jeu, deux ou trois jours avant, une somme considérable, et qu'il ne lui restait plus rien pour remplir les engagements qu'il avait contractés pour le jour où il se tua.

ETOC-DEMAZY. — **Suicide par empalement.**

Statistiques sur le suicide, p. 138.

M. R..., âgé de 53 ans, présentait depuis un mois des signes d'aliénation mentale, lorsqu'un jour il monte dans sa chambre où était déposé le sabre de son fils. Quelques instants après, Mme R... veut entrer dans cette chambre et trouve la porte fermée ; elle appelle ; son mari vient lui ouvrir en disant : « Je suis un homme perdu, je viens de me tuer avec le sabre de mon fils ! » M. R... a la figure pâle, les yeux hagards et pousse de profonds gémissements...

M. le docteur Harivel, appelé immédiatement, reconnaît alors l'existence de deux plaies de quatre centimètres environ de largeur, l'une à deux millimètres en arrière de l'anus et l'autre sous les cartilages des dernières fausses côtes droites. Le pantalon et le caleçon ensanglantés présentent chacun une ouverture qui correspond exactement à la plaie voisine de l'anus.

M. R... est mort 3/4 d'heure après s'être fait cette profonde blessure.

Il s'était assis de tout son poids sur la pointe du sabre : la lame avait pénétré par la région anale ; elle était sortie au-dessous des cartilages costaux en traversant obliquement le rectum, l'intestin grêle et le foie.

BRIGHAM (de New-York). — **Ablation de 17 pouces d'intestin grêle. Guérison.**

Rapportée dans la *Gazette des Hôpitaux*, 1846. p. 379.

Ann. Méd. psych., 1857, t. IX, p. 51.

Une femme de 38 ans, atteinte de monomanie-suicide, s'étant procuré des ciseaux, se fit deux plaies pénétrantes à l'abdomen, l'une au-dessus de l'ombilic, l'autre au-dessous. Saisissant ensuite l'intestin, elle le fit sortir par la première de ces ouvertures ; elle s'en était retranché une longueur de 17 pouces lorsqu'elle fut prise sur le fait, arrêtée non sans peine. L'intestin était détaché avec une partie du mésentère. Un des bouts était rentré dans la cavité abdominale ; l'autre pendait au dehors. Les plaies furent suturées. La malade guérit au bout de 34 jours.

Quelques années auparavant, pendant une première crise d'aliénation mentale, cette femme s'était fait, à deux reprises différentes, à l'aide d'un couteau, une plaie pénétrante de l'abdomen, mais sans léser l'intestin.

Suicide.

Le Droit, 1er février 1850.

Le sieur G..., courtier de commerce, rue Pagevin, était depuis quelque temps en proie à une sombre mélancolie causée par des pertes qu'il avait éprouvées.

Hier, il ne sortit pas de son domicile, et les voisins, inquiets, allaient prévenir le commissaire de police. La porte fut ouverte, et on trouva ce malheureux étendu à terre, dans un état horrible; il s'était ouvert le ventre en plusieurs endroits avec un couteau. Les incisions étaient si larges qu'on voyait à découvert une partie des intestins.

Suicide.

Le Droit, numéro du 9 avril 1856.

Aix. Un suicide, accompli avec une rare énergie et dans des circonstances extraordinaires, a eu lieu à Aix, dans la nuit du 26 au 27 mars, à la rue du Puits Neuf. Un Piémontais, Fortuné Spozzio, 33 ans, ouvrier maçon employé a la gare du chemin de fer, s'est suicidé par chagrin d'amour. On a trouvé ce malheureux baignant dans son sang. Il s'était fait, avec un rasoir, trois larges incisions au cou et à la gorge; ensuite, il avait les deux bras hachés, près des poignets, par sept ou huit blessures qui avaient fendu les bras jusqu'à l'os. Il lui a fallu une volonté surhumaine et une surexcitation extraordinaire, après la mutilation du premier bras et la séparation des tendons et des nerfs fléchisseurs, pour tenir dans la main et diriger l'arme qui a meurtri l'autre bras.

Un médecin fut aussitôt appelé et, après la pose des premiers appareils, Spozzio a été transporté à l'hôpital dans un état désespéré. Il a succombé, le 28, aux nombreuses et atroces blessures qu'il s'était faites. (*Mémorial d'Aix*).

AUZOUY. — Plaies de poitrine chez un mélancolique.

Ann. Méd. psych., 1859, t. V, p, 520.

Un mélancolique de l'asile Saint-Yon, après s'être frappé vainement de plusieurs coups de couteau pour se tuer, s'enfonce un jour les dents d'une fourchette dans la poitrine et, s'apercevant que cet instrument n'a pas été placé vis-à-vis du cœur, le retire avec sang-froid et le replace au niveau du ventricule gauche qu'il atteint mortellement cette fois, au moyen d'une pression volontaire et d'un mouvement du corps contre la table où l'on servait ses repas.

GIRARD DE CAILLEUX. — **Tentative de suicide au cours d'un accès de délire mélancolique.**

Ann. Méd. psych., 1860, t. VI, p. 225.

Aglaé C..., au cours d'un accès de délire mélancolique, tente de se suicider en s'efforçant d'enfoncer dans son ventre un couteau à bout arrondi. La lame, pénétrant jusqu'à la garde dans le tissu cellulaire qui sépare la peau des aponévroses abdominales, fut retirée sans qu'il en résultât d'accidents graves...

Quelques jours auparavant, elle s'était introduit des aiguilles dans les bras : on en arracha du bras gauche une très longue et très forte qui traversait les trois quarts de l'épaisseur de l'avant-bras, entre la bifurcation de l'artère humérale.

Suicide.

Le Droit, 12 août 1861.

Caen. — On lit dans le *Moniteur du Calvados :* « L'autopsie à laquelle a été soumise la fille Leprovost, morte la veille où devaient s'ouvrir pour elle les débats de la Cour d'Assises, atteste, nous assure-t-on, de sa part, une énergie dont on trouverait peu d'exemples. Sur toute la poitrine existaient des traces de piqûres d'épingles qu'elle s'enfonçait jusqu'à la tête, principalement dans la région du cœur. C'est, le plus souvent, en appuyant la couverture de son livre de messe sur la tête des épingles qu'elle parvenait a les faire pénétrer dans son corps. Le cœur en était criblé ! Elle avait aussi, à plusieurs reprises, avalé des aiguilles, et il paraîtrait qu'elle en avait enfoncé deux en croix dans la gorge. On les y a retrouvées. »

BIFFI. — **Introduction d'une aiguille dans le cœur par un lypémaniaque**

Archivio italiano, sept. 1869.

Philippe M..., dégénéré héréditaire, meurtrier de son père, est interné à la suite de ce crime (le Tribunal ayant reconnu qu'il avait accompli ce meurtre dans un accès de folie).

Tranquille, docile, disposé à s'occuper, il avoue, dès son entrée à l'asile, qu'il est sujet à de fâcheuses tendances. Le plus ordinairement, il se hâte d'avertir les personnes de la maison lorsqu'il sent les symptômes avant-coureurs de son mal, mais de temps en temps éclatent à l'improviste des accès de manie homicide et suicide.

Le 4 juillet 1869, Philippe présente tout à coup un état convulsif de la face, se met à crier qu'il est un assassin et cherche à se frapper la tête contre les murs. Mis dans l'impossibilité de se faire du mal, Philippe, qui est ligotté et camisolé, se mord la langue avec fureur.

Bientôt après, la blessure de la langue offre l'aspect et l'odeur de la gangrène : le 8 juillet, le malade, pris d'un accès de fièvre, expire une heure plus tard.

A l'autopsie, après ouverture du ventricule gauche, on trouve une aiguille longue de six centimètres qui avait transpercé la partie postérieure de la valvule mitrale dans sa partie médiane et à cinq millimètres au-dessus de son bord libre. La direction de l'aiguille était presque parallèle à l'axe longitudinal du ventricule, la pointe étant dirigée en haut.

L'examen de la peau de la partie antérieure, latérale et postérieure de la poitrine, ne fit découvrir aucune trace de cicatrice.

La famille, interrogée, déclare que, le 5 septembre 1867, Philippe avait dit à ses parents qu'il s'était enfoncé une aiguille dans le cœur pour mourir. L'absence de tout symptôme leur avait fait croire à une invention de son imagination malade. Vingt-deux mois s'étaient écoulés depuis l'introduction de l'aiguille.

CHRISTIAN. — **Ouverture du ventre chez un malade atteint de mélancolie-suicide.**

Ann. Méd. psych., 1873, t. X, p. 9.

En 1872, un cultivateur de 42 ans, devenu mélancolique à la suite de causes inconnues, avait déjà fait plusieurs tentatives de suicide. Enfermé et gardé à vue dans une cellule, il parvint à s'emparer d'un clou, avec lequel il s'ouvrit le ventre depuis le thorax jusqu'au pubis. Cette plaie, très irrégulière, était presque cicatrisée quand, avec les mains, il essaya de la rouvrir.

« On le poursuivait, on voulait l'enterrer tout vif »; aussi voulait-il mourir.

PÉON. — **Tentatives de suicide chez un aliéné.**

De la mélancolie avec délire, p. 205.

X..., J., né le 30 novembre 1817, entré en septembre 1867 (placement d'office), présente à son arrivée à l'asile un délire général avec prédominance d'idées de suicide et penchant à l'excitation. Je trouve ce qui suit dans le certificat de quinzaine : « La plaie qu'il portait à l'avant bras, et qui était le résultat d'une tentative de suicide, est en voie de guérison. Il y a quelques jours, profitant d'un moment de liberté, il a tenté de s'ouvrir le ventre à l'aide d'une spatule. Ce petit accident n'a pas eu de suites. Tous les matins, à la visite, le malade nous avertit qu'il va mourir. Il présente des hallucinations de la vue et refuse de s'alimenter. »

En octobre, l'état physique s'améliore; le phlegmon, qui s'était développé à l'avant-bras droit, est à peu près guéri par résolution. X... se lève et mange bien; il est moins agité; les hallucinations sont moins fréquentes. Il meurt, le 19 novembre, par suite de nouveaux accidents.

Delasiauve. — **Automutilations.**

Tentative de suicide chez une hystérique.

Citée par Legrand du Saulle : Les Hystériques (obs. XLII).

En 1875, une jeune négresse présenta des accès convulsifs hystériformes et de violentes perturbations mentales : internée après deux tentatives de suicide (submersion et strangulation), elle se frappe à plusieurs reprises la tête contre les murs, se déchire le cou avec les ongles. Dans un accès de rage effrénée, elle s'arrache avec les dents les chairs de l'avant-bras et se fait une plaie énorme.

Hospital. — **Automutilation chez un officier frappé d'insolation.**

Ann. Méd. psych., 1875, t. XIII, p. 14.

Dans un camp du Midi, pendant la guerre de 1870-71, un officier fut frappé d'insolation délirante : il s'ouvrit le ventre, et en fit sortir ses entrailles en s'écriant : « Je suis innocent! »

Suicide.

L'Univers, lundi 6 septembre 1880.

Lettre de Rome, 2 septembre. — Raphaël Piccioli, ancien moine franciscain, quitta les ordres en 1848 et prit part à la révolution italienne avec Garibaldi.

Depuis, il se maria et devint père de famille; mais il fit de mauvaises affaires et tomba dans une profonde misère. La semaine dernière, Piccioli éloigna sa femme de sa maison et s'enferma dans sa chambre. Il prit un long clou, en aiguisa la pointe, se l'appliqua à la tempe et, s'armant d'une grosse pierre, le fit pénétrer, en frappant à coup redoublés, jusqu'au cerveau. La tête du clou avait été enveloppée de chiffons pour que le bruit ne fût pas entendu par les enfants. En effet, ceux-ci déclarèrent à leur mère, qui la première s'aperçut, en rentrant à la maison, de l'horrible catastrophe, qu'ils n'avaient entendu ni un cri ni le moindre bruit.

Baume. — **Monomanie-suicide.**

Ann. Méd. psych., 1881, t. VI, p. 267.

Un officier, X..., atteint de monomanie-suicide, est admis à l'asile de Quimper le 1er juillet 1855 après avoir commis, sous l'influence de ses hallucinations, les tentatives les plus graves. Pendant une campagne, il s'était incisé avec un rasoir les parties molles de l'avant-bras gauche et avait failli succomber à l'hémorrhagie provoquée. Plus tard, il s'était précipité pendant la nuit d'un wagon de train express : furieux de n'avoir point réussi dans cette tentative, il avait essayé de s'étrangler avec sa cravate, avait avalé le phosphore de sa boîte d'allumettes, le verre pilé de sa montre... Enfin, il s'était envoyé une balle au front, sans compter quantité de coups de canif ou de ciseaux, dont sa peau portait les cicatrices.

Ce malade interprétait tout : un mot insignifiant, un regard, la circonstance la plus fortuite, comme preuves de complots dirigés contre son honneur et contre sa vie. Ses hallucinations de l'ouïe, ses voix mystérieuses le traitaient de lâche, le menaçaient du plus infâme des supplices s'il ne réussissait pas à « s'en aller » par le suicide.

Et, cependant, soustrait aux impressions tristes qui le dominaient, X... passait des heures entières à faire du calcul différentiel et intégral, à résoudre des problèmes d'algèbre, à faire de la musique.

Vers le 20 novembre 1855, X..., qui avait passé l'été dans un état d'amélioration et de bien-être dont il se félicitait, confia au docteur Baume qu'il retombait dans son fatal courant d'idées de suicide. Il reconnaissait, à certains signes, qu'il se tramait quelque chose contre lui. Il demanda comme service au docteur Baume de lui procurer du poison, de la strychnine par exemple, pour ne pas se manquer. « J'irai aussi loin que vous voudrez, disait-il au docteur, pour faire le coup afin de ne pas vous compromettre. Il faut que je donne ma démission, car, si je rentre dans l'armée, je suis perdu. »

Le docteur Baume lui représenta qu'il était sans fortune et estropié du bras gauche : « Si encore, lui dit-il, vous étiez bachelier, vous pourriez gagner votre vie dans l'ensignement. » X... prit la chose au mot et se prépara au baccalauréat-ès-sciences après 16 ans d'interruption de ses études, arrêtées à la seconde.

Chaque fois que le docteur Baume lui procurait des réactifs de chimie (inoffensifs, bien entendu), X... ne manquait pas de les avaler, avec la conviction qu'on lui procurait l'occasion d'attenter à ses jours.

Le malade se prépara en 15 jours au baccalauréat-ès-sciences et fut reçu. En quittant Quimper, il donnait à M. Baume directeur-médecin, sa parole de ne rien faire pendant le voyage qui pût le compromettre. Et cette parole, il la tenait, mais la reprenait aussitôt rentré à l'asile. Il était heureux de rentrer « pour se tricoter à son aise », disait-il.

« C'est inouï, écrit le docteur Baume, tout ce qu'il a tenté pour se suicider avec une astuce et une préméditation déroutant les surveillants les plus fidèles. »

Un jour, il tenta de s'empoisonner avec du vert-de-gris : la dose considérable d'oxyde de cuivre détermina de copieux vomissements, qui éliminèrent le sel métallique.

Le lendemain, le docteur Baume le trouva dans son lit, drapé jusqu'au menton et dans l'attitude la plus calme.

Défiant, malgré son affirmation qu'il était très bien, le docteur souleva le drap retenu par sa main gauche : de la main droite, armée d'un mauvais couteau, il était occupé à s'ouvrir le ventre.

Ce malade vécut pendant plusieurs années : il ne se passait pas de semaine sans qu'il ne fît quelque tentative de suicide.

Laugier (Maurice). — **Suicide à coups de couteau commis par une aliénée.**

Ann. d'Hygiène publ. et de Méd. lég., 1889, mai, p. 398.

Une femme, âgée de 73 ans, connue dans son entourage pour ses bizarreries de caractère et ayant manifesté plusieurs fois, à la suite de tourments d'affaires, son intention d'en finir avec la vie, avait été trouvée morte dans sa chambre sans qu'aucune trace de lutte ou d'effraction indiquât l'intervention d'un meurtrier. L'autopsie démontra qu'il n'y avait eu non pas assassinat, mais suicide. On constata sur le cadavre 145 plaies par instrument tranchant ; ces blessures intéressaient les régions temporale droite et sous-hyoïdienne, les seins, l'abdomen, les cuisses et avant-bras : 122 étaient plus ou moins superficielles, 17 atteignaient une profondeur variant de 1 à 4 centimètres ; six plaies, siégeant au cou et à la région péri-ombilicale, étaient non seulement pénétrantes mais intéressaient les viscères et « impliquaient une violence et une énergie croissantes dans l'exécution, dont on a peine à se faire une idée ».

Une plaie de 8 centimètres de long partait de l'ombilic et, par cette plaie, l'aliénée avait sectionné, au fur et à mesure de leur sortie, sept anses d'intestin grêle mesurant une longueur totale de près de quatre mètres et retrouvées à côté de son cadavre.

D'après ces détails, on peut reconstituer la scène : la dame B..., après avoir tenté sans succès de s'ouvrir les vaisseaux de la région temporale droite, les artères crurales droite et gauche, radiales et cubitales droites et gauches ; après avoir cherché à atteindre le cœur et les poumons ; après s'être littéralement lardé l'abdomen à coups de pointe, s'était fait une ouverture au niveau de l'ombilic sur une longueur de huit centimètres, tranchant les anses intestinales à mesure qu'elles apparaissaient au dehors.

Elle avait mis fin à cette série de mutilations en s'enfonçant à trois reprises le couteau dans la gorge.

L'instrument était un couteau de cuisine de vingt-six centimètres de lame. Pour mieux assurer ses coups, la dame B... avait eu le sang-froid de relever ses vêtements.

CHEVALLIER. — **Lypémanie-suicide chez un vieillard ; Multiplicité des blessures.**

Ann. d'hygiène publ. et de Méd. lég., 1889, décembre, p. 545.

B..., vieillard de 67 ans, ouvrier agricole, marié, trois enfants, sobre, rangé, n'ayant jamais donné de signes de folie, tombe dans la mélancolie. Un mois après son entrée à l'hospice de Segré, il se taillade le cou et les poignets à l'aide d'un mauvais couteau de poche. Voyant qu'il n'aboutissait pas, il prend une serpe et se frappe à coups redoublés la face et le crâne tant qu'il en a la force. La scène n'avait duré que dix minutes. On le trouva allongé à terre et râlant au milieu d'une mare de sang : il portait 25 estafilades aux poignets et aux mains, 30 au cou, la tête et le crâne étaient littéralement hâchés à coups de serpe. On comptait plus de 300 blessures.

Grâce aux soins qui lui furent prodigués, il reprit connaissance, parla, ne manifesta aucune douleur ni aucune souffrance; au contraire, il cherchait avec les mains à s'arracher des lambeaux de chair. Il vécut encore dix-huit heures et succomba sans manifester aucune douleur.

MOREAU de Tours. — **Mélancolie-suicide.**

X..., atteint de mélancolie sans troubles intellectuels bien marqués, est envoyé à Bicêtre à la suite d'une tentative de suicide : il portait au cou une plaie demi-circulaire d'environ 8 à 10 centimètres de longueur en voie de guérison. X..., un mois avant son entrée à Bicêtre, se sentant surveillé, s'était enfermé dans sa chambre, avait brisé une assiette de porcelaine dans laquelle on lui avait servi à déjeuner et qui avait été oubliée ; et, tenant un morceau de chaque main, il essaya de s'ouvrir la gorge.

Il employa, dit-il, plus d'un quart d'heure à cette horrible besogne et ne s'arrêta que lorsque la trachée fut ouverte.

— Vous avez dû éprouver de terribles souffrances; il vous a fallu bien du courage ?

— Pas le moins du monde, répondait X... du ton le plus naturel; je n'ai pas souffert du tout. J'éprouvais même une sorte de plaisir à me scier la peau ; j'avoue cependant que cela m'a fait bien mal après et je ne recommencerais pas maintenant.

COTARD. **Délire de négation. Tentatives d'automutilation.**

Maladies cérébrales et mentales, p. 336.

M. A..., âgé de 48 ans, placé à la maison de santé de Vanves au mois de mars 1879, à la suite d'une tentative de suicide, est dans un état d'agitation anxieuse intense. Il cherche par tous les moyens à se frapper, à se mutiler, à se crever les yeux, à se donner la mort ; il ne veut ni manger, ni prendre de médicaments, ni avoir aucune espèce de soins, puisqu'il se considère comme indigne. Il ne pense qu'à expier ses crimes imaginaires ; c'est pour cela qu'il veut se frapper et se tuer ; il dit qu'il est tombé dans un abîme d'infamie et qu'il s'y enfonce davantage chaque jour ; il supplie qu'on lui donne une corde pour se pendre ou une forte dose de poison.

M. A... ne paraît pas avoir d'hallucinations auditives, mais il a de nombreuses illusions de la vue ; il donne un sens mystique aux formes des objets extérieurs ; il croit voir des figures d'animaux dans les formes des arbres, etc...

1880 — M. A... s'imagine qu'on va le torturer, le plonger dans l'eau glacée, le nourrir d'ordures et d'excréments ; il supplie qu'on en finisse en lui donnant de l'acide prussique. Son cerveau est ramolli ; sa tête est comme une noisette creuse ; il n'a pas de sexe, pas de testicules ; il n'a plus rien ; il n'est lui-même qu'une « charogne » et demande qu'on creuse un trou pour l'enterrer comme un chien ; il n'a pas d'âme ; Dieu n'existe pas ; par moments, M. A... dit qu'il n'a ni femme ni enfants ; dans d'autres instants, il demande à les voir et à retourner auprès d'eux. M. A... répète constamment les mêmes phrases et les mêmes supplications : « Tuez-moi, tuez-moi ; ne me donnez pas de bain froid, ne me donnez pas de bain froid, etc. »..., qu'il redit pendant des heures entières. Il cherche par tous les moyens possibles à se tuer et à se mutiler ; il veut se crever les yeux, s'arracher les testicules, etc. Il se montre également violent et injurieux envers les personnes qui l'entourent. Par moments, M. A... peut parler avec lucidité ; il raconte volontiers différents événements de sa vie passée.

En mai 1882, la situation est toujours la même. M. A... répète incessamment qu'il est indigne, ignoble ; il veut se faire cireur de bottes, il n'a pas de testicules, il faut le tuer.

DAGONET. **Plaie du ventre. Suicide.**

Traité des maladies mentales, p. 326.

Un homme croit être possédé du démon, qui a pris domicile dans son ventre sous la forme d'un gros serpent. Il pousse de temps en temps des cris bizarres. « C'est, dit-il, le diable qui parle par sa bouche. » Quelque temps après avoir tenté une première fois de se suicider en se faisant une blessure grave au cou à l'aide d'un couteau, et malgré une surveillance de tous les instants, il parvient à cacher un morceau de fer et s'en sert pour s'ouvrir le ventre : l'épiploon et une grande partie de l'intestin sortaient par la plaie. Le malade mourut au bout de trois jours, malgré les soins qui lui furent prodigués.

SOLLAUD. **Un suicide en Annam.**

Centre médical, 1er août 1904.

Un mandarin de province, accusé de trahison, était détenu de ce fait depuis deux mois. A plusieurs reprises déjà, le captif avait tenté de se laisser mourir de faim. Conformément à l'esthétique annamite, il conservait ses ongles très aristocratiquement longs et n'en était pas peu fier, ceux-ci atteignant 3 à 4 centimètres de longueur, ceux des deux auriculaires arrivant presque au double de longueur. A l'aide de ses ongles démesurément longs, il s'était déchiqueté, tailladant, de chaque côté de l'ombilic, sur une longueur de 12 à 15 centimètres, en suivant le bord externe des grands droits de l'abdomen ; il avait opéré avec autant de rage farouche que d'énergie muette, entamant la peau, le tissu cellulaire sous-cutané, l'aponévrose d'enveloppe, atteignant jusqu'au péritoine et à l'intestin.

Tout était fouillé, lacéré, contus, éraillé, et cela formait une bouillie informe où se confondaient les tissus entamés, le sang et les matières fécales.

PATOIR. — **Suicide. Plaies du ventre et du cou.**

Rapport médico-légal obligeamment communiqué par M. le Professeur-Agrégé PATOIR.

Je soussigné, Dr PATOIR, médecin expert, commis par ordonnance de M. X..., juge d'instruction, en date du .. avril 190., certifie avoir, le .. avril 190., procédé à l'autopsie du corps du nommé Z .. et avoir fait les constatations suivantes :

Le cadavre est recouvert de ses vêtements, mais le pantalon, le gilet et le paletot sont largement ouverts, laissant voir la chemise qui, au niveau du ventre et jusque sur la poitrine, est abondamment imprégnée de sang ; ce sang est desséché presque partout, sauf dans les plis où il s'est accumulé et demeure liquide.

La chemise est ouverte ; le col et le devant sont imbibés de sang. Au-dessus de la chemise, le cadavre porte un gilet de laine épais, un gilet ordinaire et un veston de drap ; le sang a traversé les deux gilets et a mouillé de chaque côté les bords antérieurs et inférieurs du veston Les devants du pantalon et du veston en sont également imbibés. Aucun de ces vêtements, sauf le gilet de laine ne porte de déchirure :

celle du gilet de laine, située à droite, au niveau du thorax et du flanc, est longue de trente centimètres environ, de largeur irrégulière, mais dépassant plusieurs centimètres, à bords déchiquetés : sans forme précise, elle n'a nullement l'aspect d'une ouverture faite avec un instrument coupant ; elle paraît dépendre de l'usure générale du vêtement qui est vieux, rapiécié et s'effiloche partout ; enfin elle ne correspond ni avec d'autres déchirures des vêtements du dessus et du dessous, ni avec la plaie dont la description va suivre : en un mot c'est une déchirure accidentelle.

Le cadavre est déshabillé ; la rigidité cadavérique n'est pas disparue complètement : elle existe encore notamment aux mains, à la mâchoire et aux membres inférieurs.

Les lividités cadavériques sont petites et peu marquées : on en trouve à la face externe et antérieure des bras, à la face antérieure des cuisses et du thorax, et surtout au niveau du scrotum ; il n'en existe pas à la partie postérieure du tronc.

Sur la face dorsale de la main droite, à deux centimètres en dessous de la tête du 1er métacarpien, on note une petite éraflure superficielle large d'un centimètre et demi et recouverte d'une croûte sanguine sèche et brunâtre ; à la main gauche petite ecchymose superficielle au milieu de la face dorsale.

A la face antérieure du cou, à la hauteur de la partie supérieure du cartilage thyroïde, existe une plaie à direction transversale, mais allant un peu de bas en haut et de gauche à droite ; elle mesure cinq centimètres de largeur et un centimètre et demi de hauteur dans sa partie la plus large ; les bords en sont un peu cintrés et déchiquetés surtout au niveau de l'angle gauche où il y a plusieurs reprises. L'infiltration sanguine des bords de la plaie est peu marquée ; en revanche, elle est plus considérable sur la peau du cou où elle occupe la partie antérieure du larynx et descend jusqu'aux insertions du sterno-mastoïdien.

Cette plaie est limitée à la peau, elle n'a intéressé aucun des organes profonds du cou : elle laisse intact notamment le cartilage thyroïde sur l'angle supérieur duquel on note cependant les traces irrégulières mais très superficielles laissées par l'instrument coupant.

Au-dessous du creux épigastrique et s'étalant sur la région ombilicale et du côté du flanc droit, existe une masse qui, à première vue, paraît surtout formée par de l'épiploon qui a fait hernie hors de l'abdomen ; elle est couverte de débris végétaux (feuilles et brindilles) et de terre et sort d'une plaie à direction transversale et mesurant 10 centimètres d'un angle à l'autre. En hauteur, elle mesure dans sa partie la plus haute six centimètres et demi. Sa forme est celle d'un ovale à contours irréguliers. Elle est située entre l'ombilic et l'appendice xyphoïde. La section qui a déterminé cette plaie n'est ni régulière ni unique : en effet le bord supérieur de la plaie est tailladé. En dehors de la plaie, et notamment au-dessous du bord inférieur, on trouve de nombreuses estafilades de longueur irrégulière, les unes entamant la peau, les autres restées superficielles, toutes à direction transversale et presque parallèles au bord de la plaie. On peut estimer à une quinzaine environ le nombre des incisions au pourtour de la plaie.

La partie herniée se compose elle-même de deux portions : l'une, beaucoup plus importante, est située à droite, l'autre à gauche. Il y a sur chacune d'elles des déchirures fort irrégulières à bords déchiquetés et arrachés et dont il est impossible de dire si elles ont été sectionnées avec un instrument tranchant ou arrachées avec les mains. Outre l'épiploon, on trouve dans cette masse une anse intestinale qui a été divisée complètement en deux parties dont l'une fait partie de la portion droite et l'autre de la portion gauche. Les caractères de l'intestin ainsi sectionné et les recherches faites après l'ouverture de l'abdomen montrent qu'il s'agit du côlon transverse qui a été arraché avec son mésentère, tiré hors du ventre et sectionné.

Ouverture du corps. — Après l'ouverture de l'abdomen et le dégagement de la masse viscérale décrite ci-dessus, on aperçoit l'orifice interne dans laquelle elle s'était engagée : c'est une plaie large de 8 centimètres et haute de 6 centimètres, vaguement arrondie et à bords très irréguliers. Dans l'intérieur du ventre ni sang épanché, ni matières fécales.

L'intestin ne présente pas d'autres lésions que la section indiquée plus haut.

L'estomac ne contient qu'un peu de bouillie méconnaissable et sans odeur particulière.

Foie et rate : normaux.

Le rein droit, petit, porte à sa surface des dépressions cicatricielles, traces probables de gommes ou d'abcès anciens. A la coupe la substance corticale et les pyramides sont réduites de volume. Le rein gauche est en bon état. Vessie vide.

Thorax. — Péricarde un peu épais avec plaques laiteuses.

Le cœur est surchargé de graisse. Le muscle cardiaque et ses orifices sont normaux. L'aorte présente des plaques d'athérome.

Les poumons sont en bon état.

Crâne. — La boîte crânienne adhère à la dure-mère et s'en sépare difficilement. Celle-ci est épaisse et adhère par places à la pie-mère qu'elle-même ne s'enlève du cerveau qu'avec des lambeaux de la substance corticale : il y a donc eu de la méningite chronique diffuse avec encéphalite sous-jacente.

A la coupe du cerveau rien de particulier à signaler.

Résumé et Discussion. — Le cadavre de Z..., outre quelques éraflures sans caractère, présente deux plaies produites par un instrument tranchant ; l'une, celle du cou, n'a intéressé que la peau ; l'autre, celle du ventre, a intéressé le gros intestin et les vaisseaux de l'épiploon et du mésentère. C'est à la suite de l'hémorrhagie produite par la section de ces vaisseaux qu'est survenue la mort.

Le peu de netteté des sections, les nombreuses reprises qu'elles ont exigées, montrent que l'instrument tranchant qui les a produites devait couper mal : elles peuvent donc avoir été faites par le rasoir vieux et ébréché qui a été déposé à l'amphithéâtre en même temps que le corps.

Toutes les sections portent de gauche à droite ; elles sont nombreuses, elles ont dû demander à celui qui les a faites un certain temps.

En outre, il est certain que si l'épiploon a pu à la rigueur faire hernie de lui-même, il n'en est pas de même du côlon transverse qui, pour sortir de l'abdomen à travers un orifice irrégulier et relativement petit, a dû être attiré au dehors. La constatation d'une grosse hémorrhagie à l'extérieur, son absence au contraire dans l'intérieur de la cavité abdominale, l'absence de matières fécales dans cette même cavité, font penser que les coups qui ont divisé l'épiploon, l'intestin et son mésentère, ont été donnés alors que cette masse était en dehors du ventre.

Si à ces constatations on ajoute l'absence de plaies de défense au niveau des mains, on se rendra compte que tout conclut en faveur d'un suicide.

Conclusion. — La mort du nommé Z... a été occasionnée par une plaie de l'abdomen avec section de l'intestin et des artères du mésentère, qui a produit une hémorrhagie considérable.

Elle présente tous les caractères d'un suicide.

Lille, le... avril 190. Dr J. PATOIR.

A aucune époque Z... n'avait manifesté d'idées de suicide. Depuis plusieurs mois on avait remarqué chez lui des facultés intellectuelles qui allaient diminuant de jour en jour : il était dans un état voisin de la démence lorsqu'il attenta à ses jours.

Dr LETAILLEUR. — **Mélancolie-suicide.**

Observation inédite obligeamment communiquée par M. le Dr LETAILLEUR.

S... Louis, âgé de 59 ans, célibataire, ouvrier agricole, grand fumeur, sans antécédents héréditaires, ni personnels, s'est montré toujours sobre et courageux. Il passe pour « peu intelligent. »

En 1903, il est atteint d'hémorrhagie cérébrale avec paralysie partielle du côté droit, mais sans perte absolue de connaissance, les vaisseaux sont nettement athéromateux. Après plusieurs mois de traitement, bien que très affaibli, il reprend ses occupations. Sa paralysie n'a point complètement disparu au niveau du bras droit : S... se montre très affecté de ne plus pouvoir travailler comme auparavant.

Durant un an, il suit un traitement approprié contre l'artério-sclérose, puis cesse toute médication malgré les objurgations de sa famille.

Vers le début de 1908, son caractère semble se modifier : il devient sombre, taciturne et se montre de plus en plus affecté de ne pouvoir fournir le même travail que son frère du même âge.

Dans les premiers jours de mai 1908, il tente de se suicider en se frappant violemment à la tempe droite une première fois avec le talon de sa chaussure, une seconde fois avec un marteau.

Le 25 mai, on le trouve assis sur le siège des cabinets d'aisance, le pantalon à mi-jambe, la chemise sur les genoux un couteau ensanglanté à ses pieds : S... vient de s'ouvrir le ventre. Interrogé par le Docteur Letailleur accouru, le malheureux ne répond pas aux questions qui lui sont posées, mais fait cependant un signe affirmatif quand on lui demande s'il souffre beaucoup.

En soulevant la chemise, le Docteur Letailleur trouve sur la planche du cabinet, à gauche du blessé, deux bouts d'intestin d'une longueur de vingt centimètres complètement sectionnes.

La paroi abdominale présente une plaie partant de l'épine iliaque supérieure gauche et venant se terminer à deux centimètres au-dessous et à droite de l'ombilic. Un volumineux paquet intestinal pend hors de la plaie.

Il est transporté dans son lit, on constate alors qu'un bout d'intestin long d'environ un mètre se trouve enroulé autour de la cuisse gauche, l'extrémité libre étant placée, entre le scrotum et la cuisse.

Le malheureux succombait une demi-heure après l'arrivée du docteur Letailleur, c'est-à-dire une heure environ après la mutilation.

Ingestion de corps étrangers par un imbécile ; Mort : obstruction stomacale.

Observation inédite recueillie par M. Cannac, dans le service de M. le Professeur Raviart, médecin chef à l'Asile d'Armentières.

T... A..., 33 ans, célibataire, journalier, entre à l'Asile d'Armentières en février 1908.

Antécédents héréditaires inconnus.

Antécédents personnels : T... a présenté des convulsions vers l'âge de deux ans ; bien qu'ayant été à l'école, il n'a pu apprendre à lire. Il a été réformé un mois après son incorporation, pour « imbécillité ».

Depuis son retour du régiment, il s'adonne à la boisson et ne travaille que par intervalles.

Examen physique : Du côté de l'appareil oculaire, on note seulement de l'inégalité pupillaire (D > G) ; les réflexes cutanés et tendineux sont normaux. Le sujet présente de nombreux stigmates de dégénérescence (asymétrie faciale et crânienne ; déviation de la cloison nasale ; malformations des oreilles qui sont inégales, déjetées, non lobulées ; pognathisme inférieur, blésité), du tremblement des doigts.

Examen psychique : T... répond par monosyllabes aux questions ; inconscient du temps et du lieu, il rit sans motif, pousse des cris perçants dès qu'on s'approche de lui, se plaint de souffrir de la tête, des bras des jambes. Il se lamente nuit et jour, au point qu'on est obligé de l'isoler.

Aux repas, T... se montre vorace ; il mange malproprement, portant à l'aide de ses doigts ses aliments à la bouche.

Le diagnostic d' « imbécillité avec troubles mentaux d'origine alcoolique » est porté et est confirmé à l'examen de quinzaine.

Le 13 août 1908, le malade, qui s'était rendu aux cabinets, est surpris par un surveillant au moment où, la bouche pleine de fragments de verre, il cherche à avaler les morceaux d'une vitre qu'il vient de briser ; il faut employer la force pour les lui ôter de la bouche. La langue, le plancher de la bouche et les gencives présentent des coupures multiples. On l'alite.

Le 15 août, T..., qui, à plusieurs reprises, a rendu du sang par la bouche, ne cesse de se plaindre et de gémir. Interrogé sur les motifs de son acte, il répond « qu'il a voulu mourir ».

Le 18 août, T... succombe à 3 heures de l'après-midi.

A l'ouverture du corps on trouve un estomac très distendu. Cet organe, dont la muqueuse n'était nullement endommagée, contenait : quatorze morceaux de verre, quatre lambeaux de velours, un de feutre, quatre cailloux, six chiffons, dix tampons de ouate, neuf compresses, deux morceaux de bois, un bout de corde, le tout enrobé dans de la paille et de la tourbe. Dans l'S iliaque on trouvait une plaque de cuivre longue de 4 centimètres sur 3 de large. Tous ces corps étrangers formaient un poids total de un kilog six cent-soixante-dix grammes.

Automutilations chez une malade atteinte de démence précoce.

Observation inédite recueillie dans le service de M. le docteur Cortyl, directeur-médecin de l'Asile de Saint-Venant.

D... Louise, 44 ans, célibataire, sans profession, entre à l'Asile de Saint-Venant, le 16 octobre 1908.

Ses antécédents héréditaires nous sont inconnus.

En ce qui concerne ses antécédents personnels, nous savons seulement que D... se trouve, depuis seize ans, hors d'état de se diriger dans la vie et de subvenir à ses besoins ; elle demeure des jours entiers accroupie dans un coin, répond à peine aux questions, et tient des propos incohérents.

On l'a conduite à l'Asile parce que, tout dernièrement,

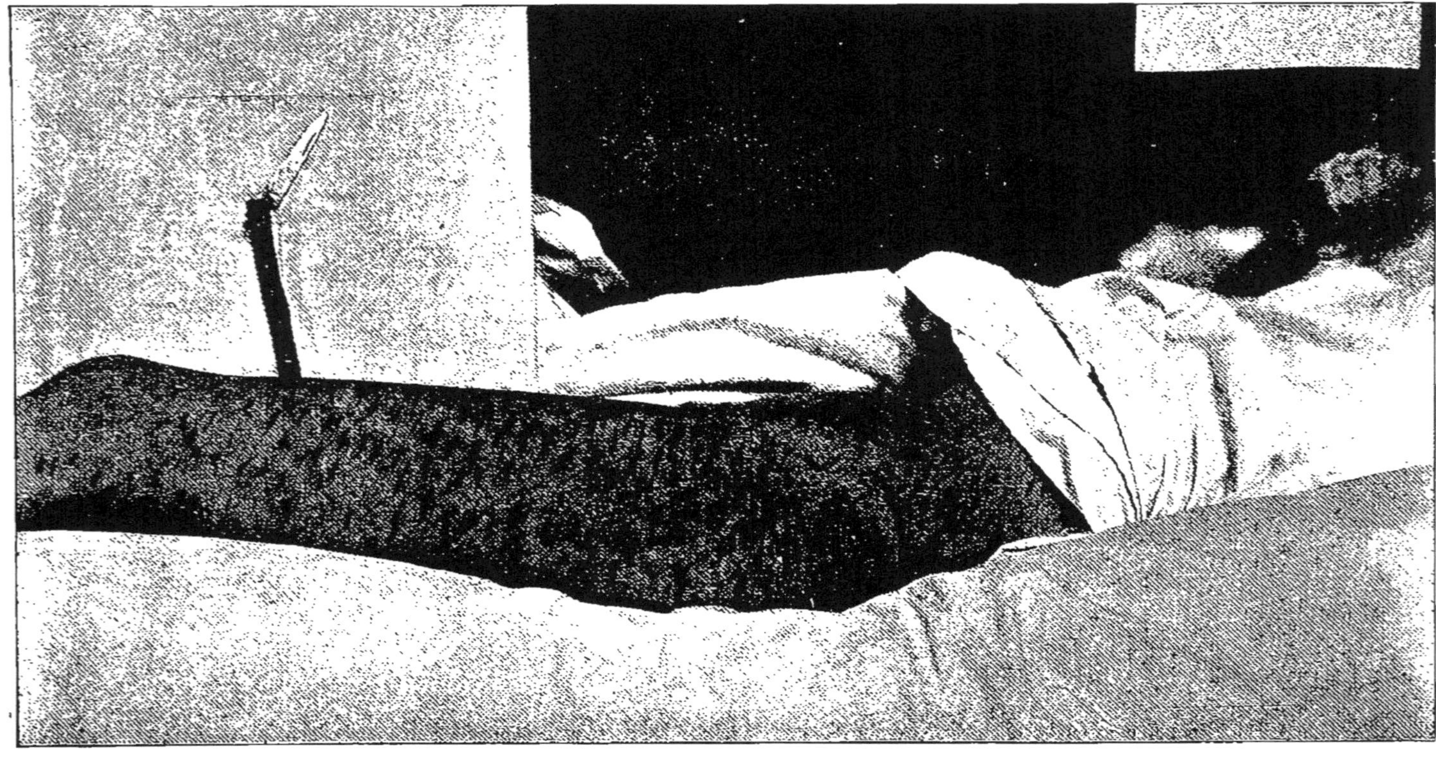

Automutilation chez une malade atteinte de démence précoce. (Cliché dû au talent de M. Féry, interne)

elle a profité d'une absence momentanée de la personne chargée de lui donner des soins, pour s'emparer d'un mauvais couteau et s'en porter de nombreux coups : après s'être dévêtue, elle s'est fait de nombreuses entailles à la poitrine, au ventre et aux membres.

Examen physique. — L'appareil oculaire ne présente rien de particulier. Les réflexes cutanés et tendineux sont normaux. La sensibilité à la douleur paraît très diminuée au tronc et aux membres. On n'observe pas de diminution de la force musculaire. Les appareils digestif et respiratoire semblent être normaux. On note encore de l'œdème des membres inférieurs. Les urines ne contiennent ni sucre, ni albumine.

Le cou, la poitrine, les seins, la paroi abdominale, la face antérieure des bras, les faces antérieure et externe des cuisses et des jambes présentent des milliers de coupures, dont la longueur varie de 3 à 8 centimètres ; la peau a été par places sectionnée dans toute son épaisseur.

Examen psychique. — Interrogée sur les motifs qui l'ont poussée à se mutiler, D... répond : « Je suis toute déchirée ; je vais craquer. Tout le monde s'en va dans l'autre monde et moi je ne meurs pas. Je veux mourir. Je me suis abîmée parce que je veux mourir. Je veux m'affliger. » Elle dit encore : « J'ai commis des crimes immenses ; j'ai étranglé tous mes parents ». Elle est triste, déprimée, et sanglote continuellement. Elle ignore où elle se trouve et paraît indifférente à tout ce qui se passe autour d'elle.

D. — Souffrez-vous ?

R. — Je souffre la mort : mon cœur est piqué ; j'ai de la « fricasse » dans la tête.

12 décembre 1908. — Interrogée, elle répond d'une façon incohérente et inadéquate aux questions. Elle répète constamment : « Je veux mourir ». Hier elle a fait une tentative de suicide par strangulation, en nouant les cordons de son tablier autour de son cou : elle ne s'est nullement isolée pour accomplir cet acte.

L'attitude ne trahit plus de dépression ni de tristesse ; elle dit : « Je veux mourir », sur un ton indifférent. Elle parle constamment d'échafaud, de gorge coupée. Elle ne cesse de faire des grimaces et des gestes bizarres.

12 janvier 1909. — La malade parle constamment seule à voix basse. Il lui est arrivé à plusieurs reprises de s'exciter : elle danse, chante et crie tour à tour. Hier, elle s'est introduit un fragment de croûte de pain sous la paupière supérieure de l'œil droit. Comme on lui demande le motif de cet acte, elle répond encore : « Je veux m'affliger, je veux mourir ! »

Elle mange avec appétit, dort bien.

En mars 1909. — Il n'est survenu aucun changement dans l'état de D..., dont l'affaiblissement des facultés, l'indifférence, la stéréotypie des propos, des gestes, de l'attitude, permettent de dire qu'elle est atteinte de démence précoce. Elle n'a pas tenté à nouveau de mettre fin à ses jours.

Nous rapportons ci-dessous les observations dans lesquelles la mutilation a été dictée par une *idée délirante.*

L'acte mutilateur est fréquemment observé chez les *délirants religieux* et chez les malades présentant des *idées de culpabilité* : nous avons rangé ces faits dans une première catégorie.

Morel. — **Automutilation chez une malade atteinte de délire religieux.**

Traité théorique et pratique des mal. ment., t. II, p. 164.

Une malade atteinte de délire religieux a offensé Dieu en levant la main droite pour attester une chose qu'elle croit être vraie et qui, plus tard, se trouva être fausse. Le remords s'empare de son âme, elle se croit damnée, saisit une hache et se coupe trois doigts de la main.

Bell. — **Ablation de la main chez un mystique.**

Leçons sur les maladies mentales, p. 473.

Un paysan fanatisé, après avoir entendu prêcher des missions en Bretagne, quitte sa famille et ses affaires pour mener une vie errante dans les campagnes. Un soir, il entre dans une maison où une assemblée nombreuse était réunie; il raconte avec une éloquence primitive les souffrances qu'il endure volontairement dans sa nouvelle existence pour l'amour de Dieu; il arrache des larmes à l'assistance, puis tout à coup il s'écrie: « Jésus-Christ m'est apparu et m'a dit : « Comme j'ai donné mon corps tout entier pour ton salut, je t'ordonne de me sacrifier ta main gauche! » Et je l'ai fait, ajoute-t-il ». A ces mots il dégage de son manteau son bras gauche entouré de linges sanglants; puis arrachant les lambeaux de ce pansement, il montre aux assistants, effrayés et surpris, un moignon sanglant: il venait en effet de s'abattre la main gauche, et sans les secours empressés qu'il reçut, il serait mort probablement par hémorrhagie.

Krafft-Ebing. — **Automutilations chez une délirante religieuse.**

Lehrbach der Psychiatrie auf Klinischer, obs. CXXIII.

Mlle W..., 22 ans, célibataire, fille de paysans; père psychopathique. Enfance normale, mais de bonne heure excès de pratiques religieuses. A 16 ans, fièvre typhoïde dont elle ne s'est remise que lentement. A l'époque de la puberté, qui survint à 17 ans, plusieurs accès de convulsions qui n'ont rien d'hystérique, et notable augmentation des excentricités religieuses. En même temps, signes indiscutables d'agitation érotique, soupçons de masturbation. Il y a quatre semaines, s'installa un état d'agitation psychique, accompagné d'insomnies et de visions. On la trouva en plein champ comme plongée dans un monde différent; elle est comme convulsée. Le 20 décembre 1875, elle s'enfuit à Gratz. On la trouve prêchant, s'agenouillant, chantant dans la rue. On la porte à l'hôpital ; on constate un état d'exaltation religieuse caractérisé par les mêmes pratiques; elle prophétise et raconte que pendant ces dernières semaines, des personnes divines lui sont apparues et lui ont annoncé qu' « il faut prendre à sa charge les péchés du monde pour sauver l'humanité par ses exercices religieux ». Elle est venue à Gratz « pour se faire martyriser ». Elle y attendra donc le martyre, mais croit qu'elle ne peut pas mourir, car on a déjà essayé en vain de lui donner la mort. Elle prononce ces paroles avec emphase, dans un style recherché et la physionomie illuminée. Peu de temps après son admission, elle a fait des ouvertures à une malade afin que celle-ci voulût bien la martyriser; sur son refus, elle lui a sauté au cou pour l'étrangler et s'est agitée au point qu'on a dû l'attacher. Elle passe ses nuits sans sommeil dans des pratiques religieuses; hier elle se réjouissait d'avoir subi le martyre et se proposait d'emporter les chaînes qu'on lui avait mises pour en faire son chapelet.

Le 1er juin 1876, dans l'après-midi, elle s'est planté dans le cou un tesson de verre « en signe qu'elle doit subir aujourd'hui encore la mort du martyre ». Le 10 janvier elle s'est emparée d'un couteau de cuisine et s'est fait des entailles autour du cou pour répandre son sang en faveur de la rédemption et de la justice. Elle est heureuse de cet acte pieux qui ne peut être qu'agréable à Dieu.

KRAFFT-EBING. — **Automutilation chez un épileptique.**

Lehbrich der psychiatrie, obs. 88, p. 144.

Un épileptique réclamait invariablement une cognée pour s'abattre le pied et un hoyau pour se faire sauter les doigts « afin de se concilier les bonnes grâces de la divinité ».

Ce malade tenta à plusieurs reprises de se couper plusieurs doigts de la main droite. Il parlait constamment de s'enlever un œil « si cela pouvait être agréable à Dieu ».

Dericq. — **Délire mélancolique avec idées religieuses; automutilation.**

rapportée par Dupain : Étude clinique sur les délires religieux, obs. 126.

Depuis longtemps, Catherine G..., âgée de 35 ans, est triste, préoccupée de l'avenir. Elle n'a pas d'entrain ; elle est apathique, vite fatiguée. Si par hasard elle entreprend quelque besogne, elle gémit, pleure et se lamente. Ses idées religieuses s'exagèrent ; elle devient inquiète, s'excite, s'imagine que Dieu lui a donné un pouvoir, qu'on va la crucifier, qu'elle voit Dieu et les anges.

Coup sur coup elle accomplit deux tentatives de suicide, se taillade les poignets avec un rasoir... Dieu lui avait dit « Coupe-toi les poignets et après on te laissera tranquille ».

Automutilation chez un malade atteint de psychose maniaque dépressive.

Observation inédite recueillie dans le service de M. le professeur-agrégé Raviart, médecin-chef à l'Asile d'Armentières.

L. L..., 48 ans, charron, marié, réintègre pour la 3me fois l'Asile d'Armentières en 1907.

Lors de son second internement, en 1888, il était arrivé à l'Asile avec le certificat suivant : « Est atteint de démonomanie, présente des paroxysmes de tristesse et de désespoir ». Le certificat de 24 heures porte qu'il est atteint de mélancolie anxieuse et de nature religieuse. Le malade se considère comme un grand coupable ; il est réprouvé, il sait qu'il est l'antechrist et il a sans cesse devant les yeux le démon qui revêt toutes sortes de formes et de figures ».

Les circonstances qui ont nécessité son internement en 1888, méritent d'être rapportées et nous laissons la parole à L... « Depuis 1876, raconte-t-il, je n'ai jamais cessé d'être possédé du démon qui m'a fait faire et me fait commettre encore toutes sortes de choses défendues : il me fait crier, tempêter, aboyer (— notons en passant que, à présent encore, le malade pousse de temps en temps des aboiements en tous points comparables à ceux d'un chien —). Le diable, continue-t-il, s'est emparé de mon être par la masturbation, mes rapports sexuels avec ma femme ne sont pas naturels : ils sont trop fréquents et trop passionnés. J'ai le diable en possession et en vue : quand il est devant mes yeux, j'ai peur et je suis obligé de crier en apercevant ses yeux brillants qui m'électrisent ». Et c'est pour empêcher le démon de le faire mentir et calomnier les autres qu'il prend la résolution de se couper la langue. Dans son atelier de charronnage il s'agenouille, sort de la bouche la langue qu'il tient étalée sur le bois de son établi et à l'aide d'un ciseau dont la lame a deux centimètres et demi de largeur, il se sectionne la langue au milieu. Ce fut sa femme, aidée de voisins, qui intervint à temps pour l'empêcher de s'arracher le lambeau de langue qui adhérait à l'organe, opération qu'il voulait pratiquer à l'aide d'une tenaille.

En mai 1908, L..., demande instamment qu'on lui attache les mains « afin, dit-il, que je ne puisse m'arracher les yeux, ce à quoi je suis poussé depuis quelque temps, car j'ai le démon en vue. »

Automutilations diverses chez un débile mental présentant un délire mélancolique avec idées religieuses.

Observation inédite recueillie dans le service de M. le professeur-agrégé RAVIART, médecin-chef à l'Asile d'Armentières.

V.., Henri, 36 ans, journalier, entre à l'Asile d'Armentières le 1er mars 190...

On n'a que des renseignements très vagues sur sa famille : son père, qui est décédé depuis quelques années, aurait été frappé d'aliénation mentale. Les quatre frères et sœurs de notre malade sont vivants et bien portants.

Antécédents personnels : Rien à signaler sauf une blennorrhagie contractée au cours des trois ans que V... a passés au régiment. Il s'est marié à 28 ans ; sa femme, qui n'a jamais fait de perte, a eu un enfant qui est vivant et bien constitué.

D'instruction primaire très médiocre, V..., qui n'a été à l'école que jusqu'à l'âge de dix ans, sait à peine lire et a toujours été considéré dans sa commune comme « peu intelligent ». Il était connu comme « socialiste et anticlérical acharné ».

Le 1er février dernier, deux religieux arrivent dans le village où il est domicilié pour y prêcher une mission. Sur les instances de sa femme et de son petit garçon, V.. accepte volontiers d'aller avec ce dernier assister chaque soir, pendant deux semaines consécutives, aux prédications faites par les missionnaires. Quelques jours plus tard, notre malade « s'apercevait (ce sont ses propres paroles) que son anticléricalisme n'était pas sincère, et qu'il avait malgré tout conservé la foi au fond du cœur » ; aussi, continuant de suivre assidûment les exercices de la mission, il se montra tout à coup très pieux et se livra chaque jour, chez lui, à de nombreux actes de dévotion.

Sa mise en observation à l'hôpital de X... et sa séquestration à l'Asile ont été motivés par les faits suivants :

Le 14 février dernier, vers 1 heure de l'après-midi, V.., qui avait travaillé la veille comme de coutume, entrait dans l'église de sa commune et s'y mettait en prière. Tout à coup, il se couvrait la face d'un mouchoir et s'allongeait sur les dalles où il demeurait étendu.

On releva cet homme « qu'on croyait être tombé en faiblesse », et on le transporta d'abord dans une maison voisine, puis chez lui.

Dès l'instant où il revint à lui, V..., tint des propos incohérents, « divagua, parlant tout à la fois du Bon Dieu, des Saints, du Paradis où il disait devoir entrer, etc... »

Durant la nuit qui suivit, V... se montra très agité; il cria, chanta, pleura et prononça des propos sans suite.

Le lendemain matin, sans aucun motif, il saisit à la gorge un de ses voisins venu chez lui pour le surveiller, l'accusant de vouloir entretenir des relations intimes avec sa femme ; puis, pieds nus, tenant un bâton d'une main, son chien en laisse de l'autre, il se précipite hors de sa maison. Voyant sa femme sortir à son tour, il s'élance sur elle ; celle-ci, effrayée, s'enfuit, poursuivie par son mari menaçant.

V... est arrêté par des gendarmes qui passaient à ce moment. On lui fait réintégrer de force son domicile et on le tient enfermé dans une chambre.

Après une nuit toute d'agitation et d'insomnie, V..., fut transporté à l'hôpital de X... et, de là, à l'Asile d'Armentières.

A l'entrée. — Au point de vue physique, on note chez ce malade du tremblement de la langue et des doigts ; rien de particulier du côté oculaire ; les réflexes cutanés et tendineux sont normaux. On constate l'existence d'une cicatrice très apparente à l'extrémité de l'index droit, près de l'ongle, et une plaie en voie de cicatrisation à la face dorsale du pied droit : cette dernière, qui a les dimensions d'une pièce de un franc, siège à deux centimètres en arrière de la tête des deuxième et troisième métatarsiens.

Examen psychique. — V... raconte que, le 13 février, il s'était confessé, puis, croyant avoir oublié de s'accuser d'une faute qu'il avait commise (« il avait mal parlé de la religion »), il retournait à l'église pour « recommencer sa confession ».

Le lendemain, dimanche, en communiant, il s'aperçut que le missionnaire qui lui avait donné l'hostie, l'avait heurté et que « son manteau lui avait touché le bras ».

« J'ai cherché, dit-il, ce que ce signe-là voulait dire, puis j'ai compris que c'était là un ordre du Ciel et que j'allais faire un vœu.

« Dans l'après-midi, ayant emporté le peu d'argent qui se trouvait chez-moi (30 francs), je me rendis à l'église, les poches bourrées de tous les objets de piété que j'avais pu trouver. Je portais deux chapelets enroulés autour de mon cou. Tout à coup je sentis que l'un des chapelets remuait ; je m'aperçus que c'était un gros serpent qui me serrait la gorge.

« J'allais entrer au presbytère pour demander à un des missionnaires de me délivrer du serpent, lorsque, voyant la porte de l'église ouverte, je pénétrai dans le saint lieu.

« Une fois entré, j'entendis une voix secrète me parler ; la voix parla ensuite par ma bouche. C'est alors que je fis mon vœu : je ne devais plus avoir de rapports avec ma femme, que

www.ingramcontent.com/pod-product-compliance
Ingram Content Group UK Ltd.
Pitfield, Milton Keynes, MK11 3LW, UK
UKHW012032240726
13965UKWH00002B/744